KB242309

나도 한의대
가고 싶어요!

나도 한의대 가고 싶어요!

김병수, 강민서, 권민서,
김문선, 민다영, 홍순상

이유출판

목차

들어가는 글   6

용어 정리   11

1부 한의대에 가려면

  1. 고등학교 졸업 후 바로 한의대로 (홍순상, 강민서, 권민서)   16

  2. 다른 전공·직업을 거쳐 한의대로 (민다영, 김문선)   35

2부 한의대에 가 보니

  1. 6년 동안 무엇을 배우나요 (김병수)   56

  2. 한문, 너무 겁먹지 마세요 – 원전原典 (김문선)   64

  3. 한의학의 기초를 배워요 – 한의생리학 (민다영)   73

  4. 한약의 원리를 배워요 – 본초학 (홍순상)   80

  5. 침을 놓아 볼까요? – 경락경혈학 (강민서)   87

  6. 이름부터 무시무시한 – 해부학 (홍순상)   93

  7. 어렵지만 매력적인 – 면역학 (권민서)   99

  8. 뭐든 그 역사를 알아야 – 의학사 (홍순상)   105

  9. 문과 출신의 실험실 적응기 (강민서)   111

  10. 힘들지만 보람 있는 의료봉사 (민다영)   117

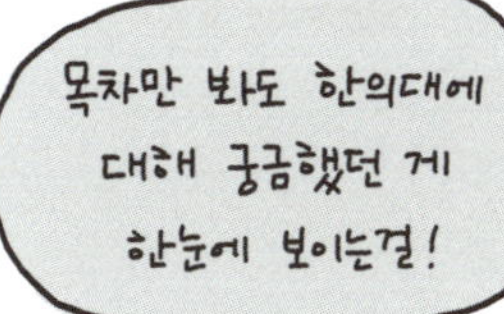
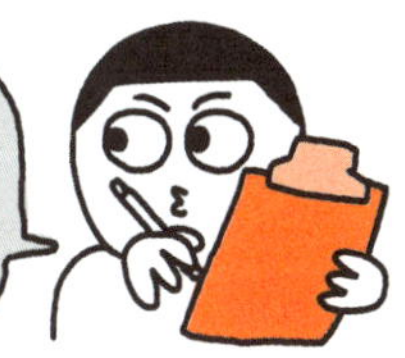

3부 한의대를 나오면

1. 합이사가 되려면 (긴병수)   128

2. 한의사가 된다는 건 (김병수)   135

4부 한의학의 미래는

1. 한의학에서도 첨단 의료기기를 사용해요 (홍순상)   140

2. 침이 정말 효과가 있나요? (강민서)   150

3. 한방과 양방은 접근 방식이 달라요 (민다영)   155

4. 병보다는 사람이 중요해요 (김병수)   160

5. 오래된 미래, 한의학 (김병수)   165

Q&A 교수님, 질문 있어요!   168

들어가는 글

안녕하세요, 저는 대전대학교 한의과대학에 재직 중인 김병수 교수입니다. 한의과대학에서 학생들을 가르치다 보면 학생들이 한의학에 관해 사전에 배우거나 접하지 못한 채 들어오는 경우를 많이 봅니다. 한의예과에 들어오면 무엇을 배우는지는 물론이고, 한의과대학의 교육과정이 한의예과 2년과 한의학과 4년으로 구성된 6년제 과정인지도 몰랐다는 학생도 있었습니다. 또한 한의과대학에서 해부학을 배울 거라고는 생각지도 못했다는 학생, 생물학이나 양방의학 과목을 이렇게 많이 배울지 몰랐다는 학생도 있더군요.

물론 관련 지식이 전혀 없이 들어온 경우에도 학교에 잘 적응해 배워 나가다 보면 숙련된 한의학도가 됩니다. 하지만 시중에 한의과대학이 어떤 곳인지 대략이나마 알 수 있는 여건이 마땅치 않고, 한의학과에 가면 무엇을 배울지 중고등학생들이 미리 정보를 접할 기회가 없습니다. 이에 문제의식을 느끼던 저는 자주 공부 모임을 하는 한의과대학 학생들과 대화를 나누다가 한의대의 실제 생활에 대해 함께 글을 써 보면 어떻겠냐고 제안했습니다. 이때 나눈 대화가 실마리가 되어 학생들과 이야기를 주고받기 시작했고, 그 내용을 정리해 책으로 내게 되었습니다.

처음에는 막연히 한의과대학의 생활을 보여 주면 되겠다고 생각했습니다. 하지만 책으로 엮기 위해 구체적인 고민을 하다 보니 주 독자층은 역시 수험생일 가능성이 높다는 생각이 들었습니다. 이런 이유로 학생들에게 한의대로 진학하기까지 겪었던 상황을 정리해 달라고 했는데, 처음에는 학생들이 꺼려했습니다. 저와 열심히 공부하던 학생들은 학과 평균 성적이 상위 30% 내외인 성실하고 우수한 학생들이지만, 그들도 처음 한의과대학에 들어올 때에는 거창한 포부를 품고 한의대를 전적으로 원해서 온 것이 아니었기 때문입니다. 의과대학을 가고 싶었는데 성적이 약간 모자라서 온 학생도 있고, 전혀 관련 없는 학과를 준비하다가 온 학생도 있었습니다. 졸업생 중에는 당시 교대를 가고 싶어서 4수까지 했는데 수능점수가 너무 잘 나오자 그 점수가 아까워서 문과생이 갈 수 있는 최고 수준에 해당하는 한의대에 온 경우도 있었습니다. 확고한 목표를 갖고 진학한 경우보다는 점수에 맞춰서, 혹은 향후 편안하게 워라밸을 유지할 수 있는 진로일 것 같아서, 혹은 한의사는 병원 인턴-레지던트 과정을 안 밟아도 되므로 비교적 수련 기간이 짧다는 등의 이유로 한의대를 선택한 경우가 많습니다.

저는 이런 선택이 나쁘다고 생각하지 않습니다. 지금의 수험생들은 자신이 뭘 원하고 어떤 분야가 자신에게 잘 맞는지 잘 모를 수밖에 없는 환경에 있다고 생각하니까요. 저도 교수이지만 교수가 제 적성에 잘 맞을 것이라고 예상해서 선택한 것은 아닙니다. 그냥 하다 보니 그리된 거죠. 다만 어떤 이유로 진학했든 자신 앞에 주어진 전공에 대해서는 일단 열심히 이해하려고 노력해야 한다고 생각합니다. 그러다 보면 전공에 적응하고 인식이 넓어지면서 해당 전공의 가치를 알게 되고 좋아하게 될 수 있지요. 저는 다행히 한의학이란 학문에 애정이 많아진 경우이고, 이렇게 가치 있는 학문을 보다 합리적인 사고를 바탕으로 널리 알리고 싶은 사람이 되었습니다.

직접 경험하지 않으면 해당 전공이 잘 맞는지 정확히 알 수 없습니다. 모든 학과 전공을 경험해 보는 게 가장 좋은 일이겠으나 그건 불가능한 일이죠. 우리는 주로 책이라는 공적이고 검증된 매체를 통해서 다른 사람의 경험을 간접적으로 접하고 부족하게나마 체험해 볼 수 있습니다. 시중에 나와 있는 한의과대학에 관한 소개가 양적으로나 질적으로 충분치 않아서 이번에 저희가 한 번 준비를 해 보았습니다.

이 책은 학생들이 한의과대학에 입학하게 된 과정과 학년이 올라가면서 겪은 경험과 고민을 담고 있습니다. 또한 한의과대학의 커리큘럼과 한의학의 학문적 성과, 한의학의 미래에 대해서도 살짝 맛을 보여 드리고자 합니다. 한의과대학에 진학을 하면 무엇을 배우고 어떤 방향으로 나아갈지 독자들이 분위기를 파악할 수 있다면 우리의 목표는 달성한 셈입니다. 더 나아가 한의학이라는 오래된, 그렇지만 이제 미래를 향해 가는 학문의 매력이 전달되면 금상첨화겠죠.

2025년 여름
김병수

용어 정리

한의과대학, 한의예과, 한의학과, 한의대

종합대학교 안에는 여러 단과대학이 있고, 한의과대학은 그중 한의학을 가르치는 단과대학입니다. 한의과대학은 '한의예과'와 '한의학과', 두 개의 학과로 구성되어 있습니다. 한의예과는 2년, 한의학과는 4년 과정입니다. 이는 의예과, 의학과로 이루어진 의과대학과 동일한 학제이죠. 신입생은 한의예과 1학년으로 입학

한의과대학 - 총 6년 과정					
한의예과(예과) - 2년		한의학과(본과) - 4년			
1학년	2학년	1학년	2학년	3학년	4학년

을 하고 2년에 걸쳐 한의예과를 수료합니다. 그런 뒤, 본과인 한의학과 1학년이 되어 4학년까지 배우게 됩니다. 한의예과와 한의학과를 통틀어 한의과대학이라고 합니다. 한의과대학을 줄여서 보통 한의대라고 부릅니다. 한의예과를 예과, 한의학과를 본과라고 부르기도 합니다.

일반적으로 인체의 구조와 기능을 알고 질병이나 상해의 치료 및 예방에 관해 연구하는 학문을 '의학'이라고 정의합니다. 전 세계에는 문화권이나 국가별로 다양한 의학이 있으며, 현대 유럽과 미국에서 주로 사용되는 의학을 '주류 의학Conventional medicine', '현대의학Current medicine'이라고 합니다. 주류 의학과 달리 각국의 고유한 전통에 따라 내려온 의학을 '전통의학Traditional medicine'이라고 하고요. 전통의학은 동아시아(한국, 중국, 일본) 전통의학과 인도 전통의학이 가장 유명합니다.

동아시아 전통의학TEAM: Traditional East Asian Medicine은 '동양의학', '동의학'이라고도 합니다. 1990년대부터 각국의 전통의학을 자국화하는 바람이 불면서 기존의 동아시아 전통의학은 각국의 이름에 따라 중국의 중의학, 우리나라의 한의학, 일본의 일본의학으로 나뉘었습니다. 동아시아 전통의학은 포괄적인 개념이며, 이 안에 동아시아 각국의 전통의학들이 포함된다고 보면 됩니다.

한의학 교육에서는 동일한 분야라고 해도 통상적으로 활용되는 주류 의학과 개념이 다른 부분이 많아 서양의학 과목을 따로 배웁니다. 이를테면 생리학이나 병리학 등이 그렇지요. 따라서 한의과대학 내부에서 생리학은 '한의생리학'을 지칭하며, 서양 현대의학의 생리학은 '양방생리학'이라고 명명합니다.

현대의학은 유럽과 미국에서 온 의학이므로 전통적으로 '서양西洋의학', '양洋의학'이라고 표현합니다. 우리가 정장을 '양복'이라고 하는 것도 '서양에서 온 의복'이기 때문이지요. 최근에는 서양의학을 '현대의학'이라고 말하는 경향이 높아지고 있습니다.

이러한 배경에서 한의과대학에서는 과목명을 정할 때 한의생리학과 구분하기 위해 양방생리학이란 과목명을 사용합니다. 최근에는 한의학의 생리학과 병리학을 아예 한의생리학, 한의병리학이라고 부르기도 합니다.

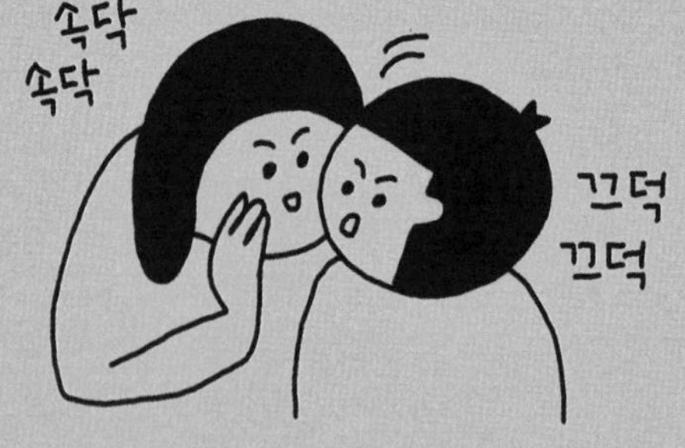
속닥
속닥
끄덕
끄덕

(1부)

한의대에 가려면

학생들의 한의대 입학 과정에 관한 이야기입니다. 1장은 고등학교 졸업 후 바로 한의대에 진학한 홍순상, 강민서, 권민서 학생의 사례이고, 2장은 타 대학에서 다른 전공을 공부하다가 한의과대학에 입학한 민다영, 김문선 학생의 사례입니다. 한의대는 일반 수험생도 많은 관심을 가지지만, 유독 다른 전공을 공부하거나 다른 직업을 갖고 있는 사람들의 관심을 받는 학과입니다. 두 부류의 학생들의 입학 경로나 생각이 어떻게 다른지 알아봅니다.

(**1**)

고등학교 졸업 후 바로 한의대로

홍순상

(21학번, 2025년 현재
대전대학교 한의과대학 본과 3학년)

이 책을 읽고 있는 독자분들, 특히 한의과대학을 희망 대학으로 고려 중인 학생들이 가장 궁금해하실 만한 주제 중 하나는 입시를 비롯한 한의과대학 입학 과정일 것입니다. 저는 대전대학교 한의과대학에 입학하기 전까지 한의학에 대해 아무 관심도 없던 평범한 고등학생이었거든요. 이러한 제가 어떻게 한의대에 입학하게 되었는지에 관해 이야기해 보려 합니다.

중학교 때부터 저의 장래 희망은 언론인이었습니다. 특히 펜과 마이크를 잡고 사회의 변화를 만들어 내는 방송기자를 꿈꿨습니다. 그래서 고등학교 때 교과 공부와 더불어 사회 분야에 관련된 여러 대내외적 활동에 열심히 참여했습니다. 전국 규모의

뉴스경진대회나 토론대회 등에 참가해 때때로 만족할 만한 성과를 거두기도 하면서 조금씩 꿈을 키워 왔습니다. 고등학교에 입학할 때엔 막연한 꿈이 점차 구체적인 목표로 다듬어졌습니다. 수시 원서 접수를 준비할 때까지, 명문대학의 언론정보 계열 학과에 진학해 영향력 있는 언론인이 되는 것이 제가 그리던 삶의 모습 중 하나였지요.

저는 개교한 지 오래되지 않은 지방의 일반계 고등학교에 재학했기 때문에 수시 성적을 어느 정도 챙기는 것은 그리 어려운 일이 아니었습니다. 여타 학생들과 비슷하게 수업을 충실히 따라갔고, 집 근처의 학원을 다니며 공부하는 것이 거의 전부였지요. 그렇지만 수능을 준비하는 것은 조금 더 치밀함을 요했습니다. 고3 수능 현역이기도 하고, 부모님을 비롯해 대입에 관심이 많은 주변인이 적었기에, 주어진 정보만을 가지고 적절한 선택을 하는 데 어려움이 있었습니다. 대부분의 입시 정보는 제가 직접 선생님께 여쭤보거나 입시 커뮤니티 사이트 등을 통해 얻었던 것 같습니다.

또한 저는 미리 짜 놓은 일정대로 철두철미하게 움직이는 것에 큰 스트레스를 받는 성향이라, 오프라인 학원보다는 인터넷 강의를 통해 배우는 쪽이 더 좋았습니다. 그래서 고등학교 3학년 1년간은 어느 인터넷 강의 사이트의 수강권을 구매해 매일같이 독서실에서 들으며 수능 공부에 매진했습니다. 그즈음에

COVID-19 유행이 시작되었습니다. 공교육을 비롯해 사회의 많은 분야가 셧다운되며, 가정에서 비대면 수업을 듣거나 자율적으로 공부할 수 있는 시간이 많아졌다는 것도 저에게는 큰 도움이 되었습니다.

어느새 대학을 결정해야 할 때가 찾아왔습니다. 만족스럽게 만들어 놓은 고등학교 내신 성적을 바탕으로 수시 원서 6장 중 4장의 학과란을 서울 소재 대학의 언론정보학과로 채워 넣었습니다. 나머지 2장은 어디를 썼냐고요? 사실 대전대학교가 아닌 다른 대학교의 한의예과였습니다. 굉장히 놀라운 결정이지요? 중학교 때까지 포함해 거의 6년에 가까운 시간을 언론인이 되기 위해 노력해 놓고, 막상 대학 원서를 쓸 때 갑자기 한의학과를 선택지에 끼워 넣다니 말이죠. 사실 깊은 생각이 있어서 그랬던 것은 아닙니다. 4장의 원서를 쓰고 나머지 대학을 고민하는데 마땅한 선택지가 없더라고요. 그래서 지난 입시 결과를 보고 성적대가 비슷해 보이는 모 대학의 한의예과를 택했던 것이지요.

그런데 예상치 못한 일이 일어났습니다. '적어도 하나는 합격하겠지!'라고 생각한 4개의 언론정보 계열 수시 지원에서 모두 불합격한 것이었습니다. 내신 성적이 약간 부족해 조금 걱정하긴 했어도, 전부 불합격할 거라고는 전혀 생각하지 않았기에 많이 당황스러웠습니다. 원하던 과를 가지 못하게 되어 아쉬움도 컸습니다. 그때 아무 생각 없이 넣어 놓았던 한의과대학의 원서가 떠올라 확인해 보니 커트라인 근처의 예비번호를 받은 상태였습니다. 저는 갑자기 진로를 바꿔야 할 수도 있는 상황을 맞닥뜨리고, 한의과대학 및 한의사의 진로에 대해 아주 기초적인 것부터 탐구하기 시작했습니다.

제가 한의학에 관심을 갖기 시작한 계기가 바로 이 사건이었습니다. 깊게 고민할 시간은 많지 않았습니다. 충원 합격을 포함해 수시 최종 결과가 빠르게 발표되었기 때문이지요. 언론정보 계열에 지원한 4개의 결과는 이미 불합격으로 발표 난 지 오래고, 등록 마감일까지 한의대 지원에 대한 최종 결과는 '예비 1번'이었습니다. 저보다 성적이 좋은 사람이 한 명만 적었더라도 합격했을 텐데, 매우 아쉬웠습니다. 하지만 이미 지나간 일은 어쩔 수 없기에 정시 지원을 준비하기 시작했습니다.

정시 지원을 위해 다시 한번 학과를 알아보던 중 수시에 지원했다 떨어진 한의과대학이 다시 한번 눈에 들어왔습니다. 처음으로 한의학도로서의 진로에 대해 진지하게 고민하기 시작했습니다.

제가 언론인을 희망했던 이유는, 제가 하는 일을 통해 다른 사람들의 삶의 질을 높일 수 있다는 것입니다. 평소에는 만날 수 없는 사회 구성원들의 대의를 공론화하고, 이를 통해 궁극적으로 그들이 살아가는 주변 환경을 개선하는 것이 언론의 본질이라고 생각했습니다. 그런 점에서 의료인의 길은 언론인과 비슷했습니다. 차이가 있다면, 의료인은 환자 개개인을 만나며 그들의 삶의 내력에 더 상세히 접근할 수 있고, 언론인은 그 대상이 되는 사람들의 범위가 비교적 광범위하다는 것이겠지요. 특히 한의학은 '정인적방正人適方'의 이론에 기반을 둡니다. 환자를 진단하고 처방함에 있어 개개인의 특성을 파악하고, 이를 바탕으로 같은 증상이라도 사람에 따라 다른 처방을 내린다는 뜻입니다. 한의학은 타 보건의료 계열에 비해서도 저의 목표에 부합하는 측면이 있었습니다. 수능 점수만을 무기로 대학에 지원하는 정시 특성상 저의 점수대에서 선택할 수 있는 학과는 매우 많았지만, 한의과대학에 유독 관심을 가진 이유가 바로 이것입니다.

이러한 생각을 저를 오래 알던 이들에게 말하자 놀라움을 표현하는 이도 많았고 고개를 끄덕이는 이도 적지 않았습니다. 아마 이들이 제 결정을 납득한 이유 중에는 한의사, 더 크게는 의료인이라는 직역이 가진 경제적 안정성이 있었으리라 생각합니다. 전문직의 직업적, 경제적 안정성 또한 당연히 진로 고민에서 빠질 수 없는 요소였습니다. 날로 취업이 어려워지는 사회상과 면허권을 비롯한 경제적 요인은 저를 한의과대학으로 이끈 또 하나의 이유가 되었지요. 그렇게 저의 3장의 정시 원서 중 2장을 한의대에 제출했습니다. 그리고 2021년 봄, 저는 대전대학교 한의예과에 입학했습니다.

참으로 복잡다단한 고민 끝에 결정한 학과이고, 어떻게 보면

정인적방

正人適方

잠은 잘 주무시나요?
평소 식습관은 어떤가요?
스트레스 많이 받으시나요?
화장실은 잘 가시나요?

질병의 개별적 증상보다는
환자의 평소 건강 상태와
몸의 체질 전체를 고려하는
처방을 내려서 빨리 치료하고
삶의 질을 올려 드리고 싶어요.

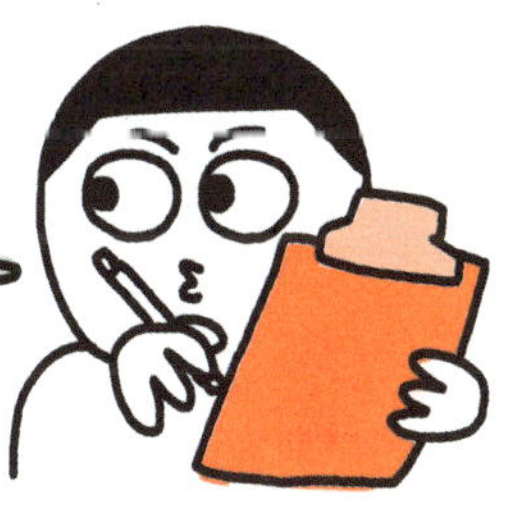

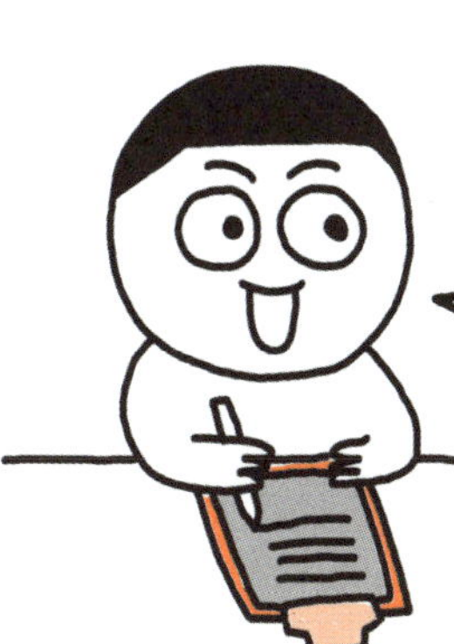

제가 6년간 생각해 온 진로 희망과는 거리가 멀어 보일 수도 있는 선택이지만, 입학 후 지금까지 저의 선택을 후회한 적은 없습니다. 물론 타 학과에 비해 공부량이 방대해서 스트레스를 받기는 했습니다. 한문이라는 친숙하지 않은 언어 체계와 씨름해야 했던 것도 그렇고, 선택의 여지가 거의 없이 이미 짜여진 시간표대로 기계처럼 움직여야 하는 수업 일정 또한 저의 성향과 맞지 않는 부분 중 하나였지요. 그러나 이는 한의대에 다니는 대부분의 학생들이 가지는 공통적인 고민이라고 봅니다. 다들 현실적인 어려움이 있지만 각자의 목표에 조금씩 다가가며 삶을 설계해 나가고 있거든요. 저 또한 그렇습니다.

저의 선택에 대한 근거를 앞서 거창하게 늘어놓았지만 인생 경험이 훨씬 많은 누군가에게는 무모해 보이는 결정일 수도 있을 것입니다. 그러나 모든 일이 어떻게 짜여진 틀 안에서만 돌아갈 수 있을까요. 규칙의 혜택을 누리기 위해 무모한 결정을 해야 할 때도 있고, 규칙을 벗어나기 위해 때로는 주어진 규범에 수용적인 태도를 가져야 할 필요가 있는 것 같습니다. 막연한 꿈으로 시작되었던 진로 선택은 시간이 지날수록 한의학의 본질에 다가가며 확신으로 거듭나고 있습니다.

강민서

(21학번, 25년 현재
대전대학교 한의과대학 본과 3학년)

중학생 시절 저는 막연히 미대에 가지 않을까 생각했습니다. 그림을 너무 좋아했거든요. 하지만 미대 진학을 꿈꾸기엔 저의 재능이 애매했고, 반면 공부는 그럭저럭 잘하는 편이었습니다. 미술에 대한 꿈이 구체화되기도 전에 저는 부모님과 선생님의 반대로 미술을 접고 본격적으로 공부를 하기 시작했습니다.

중학교 3년간 적당히 좋은 성적을 유지하며 별 생각 없이 공부하던 저는 어느 날 국제고등학교에 지원했습니다. 이는 제 인생에서 매우 뜻깊은 일이었습니다. 담임 선생님은 제가 특목고에 진학하기를 바라셨고, 저도 나중을 생각했을 때 그래야 한다고 생각했습니다. 어디를 갈까 고민해 보았습니다. 저는 수학, 과학은 못하지만 일본어를 좀 하고 역사 공부도 좋아했습니다. 마침 그 당시 이슈가 되었던 한일관계에 눈을 돌리면서, 이런 역사 분쟁을 해결하는 외교관이 되어야겠다, 그러려면 국제고등학교가 가장 적당하겠다 싶었습니다. 이러한 이유로 장래 희망란에 '외교관' 세 글자를 적고 모 국제고등학교에 지원했습니다.

결과적으로 국제고등학교는 떨어졌습니다. 그러나 이 장래 희망은 고등학교 3학년에 대학교 원서를 접수할 때까지 이어졌습니다. 불확실한 미래를 새로이 계획하는 것보다 이미 생긴 목표를 따라가는 것이 더 쉽고 편했기 때문입니다. 저는 드디어 목표를 찾았고, 그 목표를 위해 제가 잘하는 공부를 묵묵히 해 나가는 과정은 무척 명료했지요. 실제로 입학 직후를 제외하고 3년간 불변의 전교 1등 자리를 유지했으니 이 작전은 꽤 효과가 있었던 듯합니다. 본성이 게으른 제가 이런 목표 없이 하루 12~16시간씩 공부하지는 못했을 테니까요.

그렇게 대입 원서를 쓸 시간이 다가왔습니다. 당연하게도 정치외교학과와 사학과로 5장을 채웠습니다. 그런데 갑자기 어머니와 선생님께서 한의대를 언급하셨습니다. 물론 묻지도 따지지도 않고 간다는 메디컬 분야이지만 그때의 저는 세상 물정에 밝지 못했다고 할까, 불안감에 다소 목표에만 맹목적이었다고 할까. 제 삶에 갑자기 불쑥 들어온 한의대라는 선택지가 마음에 들지 않았습니다.

'난 지금까지 정치외교학과만 보고 몇 년을 달려왔어. 한의대에 가면 나의 그 시간과 노력들은 뭐가 되는데? 문과인 내가 잘 알지도 못하는 한의대에 가서 잘할 수 있을 리가 없잖아.'

이런 생각들에 괜히 한의대를 들이미는 엄마에게 짜증을 부리기도 했습니다. 그렇지만 엄마와 선생님을 비롯해 대학 입시에서 좋은 결과를 낸 사촌 언니 오빠들, 친척들의 조언을 듣고 결국 대전대학교 한의과대학에 원서를 쓰게 되었습니다.

　원서를 쓴 이후 면접 준비를 하는 동안 가장 심란한 시기를 보냈습니다. 제가 심란했던 이유는 다음과 같습니다. 첫째, 그토록 바라 마지않던 정치외교학과의 면접을 준비하는 동안 생각보다 그 분야에 아는 것이 없다는 것을 깨달았습니다. '하루 10시간 넘게 공부를 하면서 밥을 먹는 동안에도 시사 이슈를 찾아보던 나였는데, 그게 다 의미 없는 것이었나?' 하는 생각에 허탈했습니다. 둘째, 정치외교학과와 예비로 썼던 사학과에 진학한 이후의 미래가 보이지 않았습니다. 고등학교 생활 동안에는 그저 목표를 두고 이를 위해 공부만 하면 되었는데, 원서를 쓸 때가 되어서야 내가 쓰는 학과가 곧 내 미래가 된다는 것이 체감되었습니다. 셋째, 이러한 생각들 속에서 어느새 한의대로 눈을 돌리고 있는 제가 보였습니다. 너무나도 쉽게, 너무나도 빠르게 말입니다.

　결국 저는 삶에 대한 아무런 고민도 없이 '나중에 어떻게든 좋게 쓰이겠지.' 하는 마음으로 가장 쉬운(?) 공부만 해 왔다는 생각이 들었습니다. 그 과정에서 단순히 열심히 할 이유를 찾기 위해 외교관이라는 허울 좋은 꿈을 두었을 뿐이지요.

　그 사실을 인정하게 된 것은 한의대 면접을 준비하면서였습니다. 정치외교학과 면접보다 한의대 면접을 더 두려워하고 열심히 준비하는 저를 보면서 말입니다. 면접이 어땠는지 잠깐 말씀을 드리면, 저는 문과생인 데다 교과전형으로 지원한 케이스였습니다. 그러다 보니 한의학과 한의대에 대한 아무런 지식도 없었고, 혹시나 면접에서 그런 사실이 드러날까, 과학이나 의학 지식을 물어볼까 싶어 문과 기출문제뿐 아니라 이과 기출문제까지 모조리 뽑아 두었습니다. 말 그대로 이를 악물고 준비했습니다.

아주 다행스럽게도 면접은 생각보다 수월했습니다. 공통 질문이었던 자기소개와 더불어 각자의 면접 문제를 랜덤으로 뽑았는데, 저는 코로나 당시 자가 격리에 대하여 사회에서 인간의 자율권을 침해해도 되느냐에 대한 문제를 받았습니다. 저는 고등학교 사회 선택과목으로 윤리와 사상, 그리고 생활과 윤리를 골랐기 때문에 윤리 이론과 연관 지어 나름 양호하게 대답했습니다.

당시 코로나로 인해 수능이 연기된 상황이었기에 한의대 면접은 11월 말, 수능은 12월 초 그리고 서울대 정치외교학과를 포함한 다른 학교의 면접은 그 이후로 예정되어 있었습니다. 그런데 한의대 면접을 나름 잘 보았다는 안도감 탓인지, 혹은 정치외교학과 진학에 대한 우려 탓인지, 그토록 원하던 정치외교학과에 대한 절실함이 도무지 생기지 않았습니다. 거기에 한의사가 가질 수 있는 경제적 여유와 직업적 안정성까지 고려해 보니, 여기에 떨어지면 재수를 해서 다시 한의대에 지원하는 것이 낫겠다는 생각까지 하게 되었습니다. 그런 마음으로 서울대 정치외교학과 면접을 보았으니 당연히 떨어질 수밖에 없었지요. (첨언하자면 면접의 비율이 적거나 면접을 보지 않은 학교는 모두 붙고, 면접을 중요하게 보았던 학교들은 모두 떨어졌습니다.) 하지만 신기하게도 그렇게 가고 싶었던 서울대인데 떨어져도 속상하지가 않았습니다. 한의대에 붙었다는 안도감이 더 컸던 걸까요? 아무튼 이러한 이유로 고려대를 포함해 제가 지망하던 몇몇 학과에 합격했지만, 결국 저는 한의대를 선택하게 되었습니다.

이렇게 얼렁뚱땅 한의대에 와도 되는 것인지, 갑자기 바꾼 진로 탓에 걱정을 안고 입학했습니다. 하지만 막상 들어와 보니 저와 같은 사람이 많았습니다. 그들 중에는 이후 꽤 오랜 시간 방황한 사람들도 있었는데, 저는 비교적 빨리 적응할 수 있었습니다. 한의대의 커리큘럼은 모든 학생에게 동일하게 정해져 있습니다. 저는 무언가를 스스로 설계하는 것은 몰라도 일단 주어진 것은 별다른 의문 없이 곧잘 해내는 성격이었습니다. 이런 부분도 제가 빠르게 적응하는 데 한몫했다는 생각이 듭니다. 처음에는 낯선 학문에 혼란을 느끼기도 했으나, 묵묵히 하다 보니 한의학이 정말 매력적으로 느껴졌습니다. 뉴스를 읽고 시사 공부를 할 때보다 훨씬 더 즐거웠습니다. 특히나 교수님과 함께한 '가이톤 의학 생리학' 스터디에서 양방생리학과 함께 한의학 용어와 현대의학 지식을 연결지어 공부했습니다. 양방과는 다른 한의학의 접근방식과 치료법을 배우면서 한의학에 대한 흥미가 더욱 깊어졌지요.

예를 들자면, 저는 피곤할 때마다 구순포진[1]이 올라와 입술에

---

1   헤르페스바이러스 감염에 의한 질환으로, 평소 잠복상태로 존재하여 증상이 나타나지 않다가, 면역 저하 등 자극을 받아 바이러스가 활성화되면 증상이 재발할 수 있다. <서울아산병원 질환백과>

물집이 잡히는데, 한번은 특히 증상이 심하고 보름 넘게 이어진 적이 있었습니다. 게다가 얼굴까지 붓고 두드러기가 올라왔습니다. 빨리 치료해야 하는 상황이었기에 피부과에 방문했고, 구순포진 치료제로 항바이러스제와 스테로이드제를, 얼굴 두드러기 치료제로 항히스타민제(알레르기약)와 스테로이드제를 처방받았습니다. 그 피부과에서는 현재 제 몸 상태라든가 최근의 생활에 대해 물어보지 않았습니다. 또 다른 피부과에서는 제가 설사를 하고 있다는 점을 주목하긴 했지만, 똑같은 스테로이드제를 처방했습니다.

그런데 한의원은 접근방식이 달랐습니다. 피부를 치료하는 약도 여러 가지가 있고, 그 처방으로 피부만 치료하는 것도 아니었습니다. 단순히 피부를 진정시킨다는 관점보다는 불면, 피로 누적, 위장관 문제(설사) 및 이로 인해 나타난 피부 증상 전체를 보고 접근합니다. 그리고 여러 처방 중에서 환자에게 가장 잘 맞는 약재를 고르지요. 저의 경우 십미패독탕이라는 한약을 먹고 나았습니다. 저는 국소적으로 접근하는 방식보다는 '환자의 몸 전체를 건강하게 한다'는 한의학의 방식이 무척 마음에 들었습니다. 그것이야말로 진정으로 환자를 낫게 하는 의학의 가치에 부합하는 일이라고 생각했기 때문입니다.

한의과대학에 적응할수록 정치외교학과가 아닌 한의대에 와서 정말 다행이라는 생각이 듭니다. 물론 제가 외교관이 되어서

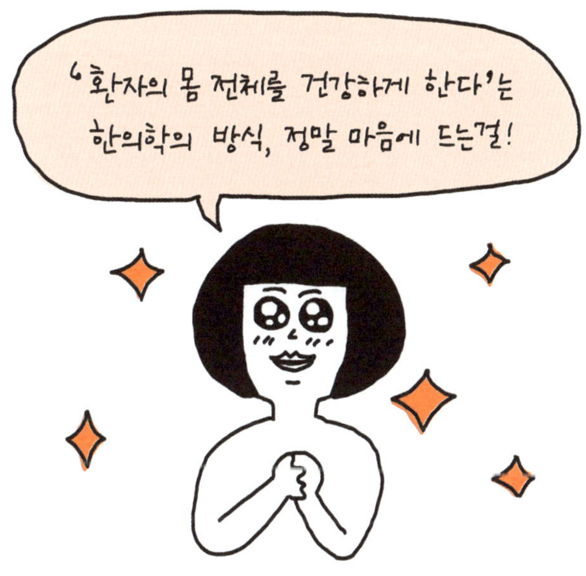

국제적으로 의미 있는 일들을 해낼 수도 있었겠지요. 그렇지만 돌이켜보면, 미술을 하고 싶었던 아주 어릴 때 말고는 무언가에 이렇게 진심을 다해 열정을 가져 본 적이 없는 것 같습니다. 오랜 방황 끝에 한의학을 알고 좋아하게 되면서, 더 많은 환자를 치료하는 좋은 한의사라는 새로운 꿈이 생긴 것 같습니다. 즐기는 자를 이길 사람은 없다고 하지요. 그런 관점에서 저는 이 분야에 큰 강점이 있다고 생각해요. '참된 한의사, 참된 의료인'이라는 저의 새로운 목표를 위해서 앞으로도 열심히 이 길에 정진하고자 합니다.

권민서

(20학번, 2025년 현재
대전대학교 한의과대학 본과 3학년)

저는 공립 고등학교를 다니던 평범한 이과생으로, 수시전형을 통해 대전대학교 한의예과에 입학했습니다. 특이점이라면 대학 원서접수 마지막 날 전까지 한의학과를 진로로 고려해 본 적이 없었다는 것입니다. 한의학과에 진학한 대부분의 이과 학생들이 그렇듯이 저 또한 의과대학을 목표로 했었습니다.

제가 의료인이 되고자 한 이유는 제 주변에 심근경색으로 생명이 위급한 상황을 겪은 분이 계셨기 때문입니다. 그분은 응급처치인 심장 스텐트 시술[2]을 받은 후 상당히 긴 대기 끝에 관상동맥우회술[3]을 시술받았는데, 그 대기 시간을 줄여 줄 수 있는 의료인력이 되고 싶었습니다. 단순한 소망으로 시작해 세부적으로 살펴보다 떠올린 것이 순환기 내과, 순환기 외과였습니다. 응급 상황에 대처하는 3차 의료기관에서 근무하는 의사가 되는 진로였습니다. 응급 상황에 대처하는 것뿐만이 아니라 삶과 밀접하게

---

2   심장에 혈액을 공급하는 관상동맥이 좁아지거나 막히는 경우, 스텐트를 삽입해 좁아진 혈관을 넓히는 관상동맥 중재시술. <서울아산병원>

3   협심증 및 관상동맥질환으로 발생할 수 있는 급성 심장마비의 위험을 줄이기 위해 실시하는 수술로, 환자의 몸에서 혈관 일부를 떼어 내어 좁아진 관상동맥의 우회로를 만들어 심장근육으로 흐르는 혈류를 개선시킨다. <서울아산병원 검사/시술/수술정보>

연관된 인체의 작동기전을 이해할 수 있고, 주변인과 자신의 건강, 더 나아가서는 사회복지 시스템에 기여할 수 있다는 게 큰 장점으로 느껴졌습니다.

고등학교에 진학하고 더 구체적으로 관련 분야를 탐색했습니다. 특히 대규모 수술 시스템에는 집도의를 비롯한 의료진뿐만이 아니라 시스템의 기반이 되는 의료행정과 의료연구 또한 매우 중요하다는 사실을 알고 관심을 가지게 되었습니다. 의료에 관한 행정이나 연구 분야도 의과대학 졸업자라면 접근이 보다 유리하다고 생각했습니다. 본래의 관심 분야와 향후 선택지의 폭을 고려하여 고등학교 3년 동안 의과대학 진학을 상정하고 교과전형과 학생부종합전형을 준비했습니다. 목표를 의학 계열이라는 큰 범주로 보면 한의학도 포함되겠지만, 저는 심근경색 등의 응급 상황에 대처할 수 있는 전문인력이 되고 싶었습니다. 그래서 응급 상황이나 수술과 영 거리가 먼 한의학은 고려 대상이 아니었습니다.

하지만 이과로 진학하며 성적이 우하향하고 있었고, 수능 최저등급의 충족 여부가 불안했습니다. 그래서 원서 중 일부는 의과대학 외의 전공으로 지원하기로 했습니다. 수시 원서를 작성하던 중 부모님이 저에게 적합한 전형이고 의료 관련된 전공이라고 권유를 하셔서 대전대학교 한의학과에 지원하게 되었습니다. 입시 기간에 급하게 작성한 자기소개서를 제외하면 나머지 지원 서류 중 어디에도 한의학에 관한 언급은 없었습니다.

흔히들 좋은 자기소개서와 생활기록부의 예시로 명확한 목표와 성적향상, 관련 독서와 동아리 활동을 듭니다. 그런데 저의 생활기록부는 좁게는 순환기내과부터 넓게는 의료연구와 의료행정까지 목표 범위가 분명했고, 한의학과 관련된 서적을 읽어 본 적도 없었습니다. 그래서 한의대에 지원 서류를 작성하면서도 반신반의하며 붙을 거란 기대를 하지 않았습니다. '과연 이게 될까?'라는 생각이었던 것 같습니다. 물론 원래부터 한의대를 목표로 한 동기들의 이야기를 들어 보면, 고등학교에서 동양학인 한의학에 관련해 생활기록부와 실적을 채우는 것도 쉽지 않다고는 합니다.

하지만 결과적으로 수시전형으로 대전대학교 한의대에 최종 합격했고 의과대학엔 불합격했습니다. 보건과 관련된 타 전공에도 합격하긴 했습니다만, 실제 인체를 공부하고 이해하여 1차 의료 인력이 될 수 있다는 메리트가 없었습니다. 따라서 큰 갈등 없이 대전대학교 한의대를 선택하게 되었습니다.

문제는 그렇게 한의대 진학이 결정된 이후에도 한의대에서 무엇을 배우고 뭘 할 수 있는지는 명확히 알지 못한다는 것이었습니다. 특히나 제가 일상적으로 접하던 의료서비스 중에 한의학은 없었기 때문에 더 막연했습니다. 한의사는 아나필락시스 쇼크에도 에피네프린을 투여할 수 없고 심근경색 등의 응급질환에 대한 접근성이 떨어진다는 것, 한의학에 대한 부정적인 견해가 있다는 것 정도는 알았지만, 한의학을 기초부터 배워 나갈 입장에선 당장 크게 쓸모가 없는 지식이었습니다.

그래도 의과대학과 대충 비슷하겠거니 하며 1학년 1학기 전공과목인 한의학 개론을 통해 차차 배워 나가기로 마음을 먹었습니다. 별다른 걱정 없이 입학을 맞이한 그해, 때마침 COVID-19이 유행하면서 1학기부터 비대면 수업이 진행되었습니다. 연일 이어지는 비대면 사이버대학 생활과 이과생으로서 생소한 국한문혼용체와 한의학적 용어들에 정을 붙이지 못한 저는 1학기를 마치고 2학기 휴학 후 의과대학 진학을 목표로 반수를 하게 되었습니다.

이 글을 쓰고 있다는 사실이 말해 주듯, 제 반수는 실패했습니다. 저는 그 이상 입시에 시간을 더 소모할 생각이 없었습니다. 한의사 역시 의료인이기는 마찬가지기에 한의대를 제대로 다녀 보자 마음을 먹었습니다.

복학 이후 생소함은 여전했습니다. 기초과목을 성실히 수강하며 특히 적응하기 힘들었던 원전 과목의 필기 노트를 만드는 등 노력을 기울이자 대면 강의가 시작되는 시점엔 제법 한의학 용어에 익숙해졌습니다. 언어적 한계가 해소될수록 새로운 관점을 통해 세계관을 확장할 수 있는 한의학이 더욱 매력적으로 다가왔습니다. 입학하고 침과 약을 바로 실습하길 기대했다면 실망할지 모릅니다. 예과 2년간은 경험하지 못할 겁니다. 침과 약을 사용하는 임상적 접근은 학년이 올라감에 따라 자연히 접할 수 있는 부분입니다. 오히려 저는 예과 과정이 매우 중요하다고 생각합니다. 한의사의 기본적 소양인 동양학을 속성으로 학습하는 시기라 오히려 시간이 부족하게 느껴집니다.

한의학은 분명 한계가 있습니다. 응급질환이나 외과적인 수술은 양방적 처치가 더 효과적입니다. 하지만 양방의학도 한계가 있는 것은 마찬가지입니다. 원인불명의 난치병과 불치병이 상상 이상으로 많습니다. 현대과학이 모든 걸 해결할 수 있을 것 같지만 그럴 수 없는 것이 현재의 상황입니다. 다만 한의학은 양방의학과 다른 방식으로 환자와 질환에 접근하기에, 양방이 포기하는 부분도 해결할 수 있다는 잠재력이 있습니다. 한의학은 근본적으로 인체를 전체적, 입체적으로 바라봅니다. 맞춤의학 그 자체이지요.

예과를 마치고 본과인 한의학과 3학년인 지금, 저는 자체적으로 약을 달여 보거나 침을 제 자신과 주변인에게 적용해 보며 한의학이 도전할 수 있는 범주를 배워 나가고 있습니다. 예과 때와 비교하면 자유도 자체가 다르다고 느낍니다. 만약 양방적 지식이 부족하다 느낀다면 추가로 학습하면 됩니다. 한방과 양방의 지식을 두루 갖추고 최선의 치료 방법을 찾아내는 것이 올바른 접근 방법이라고 믿기에 한의학을 더 제대로 배워 나가고 싶습니다.

2

다른 전공·직업을 거쳐 한의대로

민다영

(21학번, 2025년 현재
대전대학교 한의과대학 본과 3학년. 고려대 심리학과 졸업)

저는 대전대학교 한의과대학에 입학하기 전에 고려대학교 심리학과를 졸업했습니다. 이후 서울대학교 심리학과 석사과정을 1학기 마치고 자퇴했고, 뇌과학 분야 스타트업에서 1년여 근무하다가 다시 수능을 준비하게 되었습니다.

대학마다 조금씩 차이는 있겠지만 제가 재학 중이던 2014년경 고려대학교 심리학부 커리큘럼에는 여러 세부 전공이 있었습니다. 산업 및 조직심리학, 인지심리학, 사회심리학, 임상 및 상담심리학 등이지요. 이 중 '심리학'이라고 하면 어떤 분야가 가장 먼저 떠오르나요? 최근 10여 년 동안 뇌과학이 급부상하긴 했지만, 아무래도 전통적인 강자는 임상 및 상담심리 분야입니다. 이

런 이유로 제가 재학할 당시엔 임상과 상담 관련 전공 선택과목
은 수강 신청 경쟁이 매우 치열했습니다. 애초에 저는 임상심리
분야에 관심이 있어서 심리학과에 들어왔으나, 치열한 수강 신
청 경쟁에 밀려 반강제적으로 인기가 시들한 인지심리학을 잔뜩
수강하고 졸업하게 되었습니다.

심리학과에 재학하던 당시에는 진로에 대해 큰 고민이 없었
습니다. 저학년 때에는 막연히 취업하겠거니 생각했는데, 막상
4학년이 되니 부모님께서 대학원에 가 보라고 말씀하셨습니다.
하지만 원래 원하던 임상심리 분야는 인기가 많은 만큼 대학원
진학 또한 경쟁이 치열했습니다. 그러다가 때마침 서울대학교
심리학과에 새로 부임하신 교수님께서 특강을 나오셨고, 특강을
마무리하며 "이번에 연구실을 새로 열어서 대학원생을 모집하니
관심 있는 분은 연락주세요."라고 말씀하셨습니다. 그분의 연구
실은 인지심리학과 임상심리학을 겸하는 연구실이었기에 저는
잘됐다 싶어 연락했습니다. 저는 인지심리학 수강 이력이 충분
했고 연구실 인원 충원에도 여유가 있던 덕분에 그곳에서 심리학
석사과정을 밟게 되었습니다.

막상 대학원 생활을 하다 보니 중대한 문제가 있었습니다. 저
는 심리학에 대해 딱히 궁금한 게 없었습니다. 연구자로서 심각
한 결격 사유이지요. 새로운 논문이 나와도 그냥 그렇구나 할 뿐
이었습니다. 석사를 시작하니 미래가 우려스럽기도 했습니다. 만

약 제가 인지심리학 분야로 방향을 잡는다면 꼼짝없이 유학을 해서 박사 후 연구원 생활까지 마쳐야 심리학자로서 유의미한 활동을 할 수 있을 텐데, 그런 선택을 하기에는 연구에 흥미가 없었습니다. 그뿐만 아니라 금전적인 부담도 있었지요. 그렇다고 임상심리학 분야로 방향을 잡는다면 임상심리 전문가가 되기 위해 긴 수련 시간을 채워야 하는데, 막상 상담 실습을 진행해 보니 제가 평생의 업으로 삼을 만한 일은 아닌 것 같았습니다. 저는 내담자에게 완전히 몰입하는 편이어서 내담자와의 분리가 어려웠기든요. 저를 너무 소진시키는 일이 될 것이라고 생각했습니다.

그러다 어느 날 문득 '정신건강의학과 의사가 되면 어떨까?' 하는 생각이 들었습니다. 저는 심리학 연구를 하고 싶지는 않았지만, 사람의 마음을 이해하고 싶은 열망은 있었습니다. 매주 내담자를 50분씩 보는 상담은 버겁지만, 실제 정신건강의학과 진료를 볼 때는 그만큼 길게 상담을 진행하지 않는 만큼 훨씬 할 만한 일이라고 생각했습니다. 뿐만 아니라 의사로서 진료를 볼 땐 약물 처방을 겸할 수 있기 때문에 내담자를 더 효과적으로 치료할 수 있다고도 생각했습니다. 이 생각이 든 지 일주일 만에 저는 대학원을 그만두겠다고 지도교수님께 말씀드렸고, 수능을 다시 공부하기 시작했습니다.

지금 생각하면 어쩌다 이런 선택을 하게 되었는지 의아하기까지 합니다. 그 순간 잠깐 정신이 나갔던 게 아닐까 싶기도 합니다. 다시 그때로 돌아간다면 그렇게는 못 할 것 같거든요. 이렇게 졸업 후 사회생활을 하다가 한의대에 다시 입학한 분 중에는 저처럼 '무슨 정신이었는지 모르겠다'고 말하는 분들이 제법 계시답니다.

자퇴를 하고 나서 바로 수능을 응시한 것은 아니었습니다. 대학원을 다닐 때 아르바이트를 했던 뇌과학 스타트업에서 제가 자퇴한 것을 반기더니 직원으로 일하기를 권했기 때문입니다. 주 3일 파트타임 조건이었기 때문에 수능 공부와 겸할 수 있을 것이라고 생각했지만 그것은 오산이었습니다. 결국 1년여 근무를 하다가 회사의 재정 상황이 악화되어 퇴사를 하고 나서야 저는 집중해서 수능을 준비하게 되었습니다. 한의대 입학은 1년 늦어졌지만, 이때의 경험은 저를 더 단단한 사람으로 만들어 주었습니다. 학교 안에만 있던 제가 사회생활을 하면서 저의 미숙한 점을 깨닫고, 이를 보완해서 더 성숙한 사람이 될 수 있었기 때문입니다. 그때 근무했던 회사의 대표님과는 아직도 가끔 연락을 합니다.

앞서 이야기했듯이 저는 정신과 전문의가 되고 싶어서 수능 준비를 시작했고, 당연히 의과대학 입학이 목표였습니다. 그런데 수능 성적을 받아 보니 의과대학을 가기엔 점수가 조금 부족했습니다. 그렇다고 수능을 다시 쳐서 이것보다 좋은 성적을 받을 자신도 없었습니다. 그런 상황에서 차선책으로 결정한 것이 한의과대학이었습니다. 정신의학과 한의학이 아주 다른 분야가 아닐 거라는 막연한 기대와 희망을 품고서 말이지요.

본과 3학년이 된 지금, 대학 졸업 후 진로를 변경하는 분들에 게는 득과 실을 잘 따져서 신중하게 선택할 것을 말씀드리고 싶습니다. 20대 중후반을 넘어선 나이에 6년 동안 공부하는 일은 생각보다 체력적으로 굉장히 버거운 일입니다. 6년제 공부량은 일반적인 4년제와는 다릅니다. 특히 문과 계열의 대학 생활과는 비교할 수 없습니다. 그리고 전문직이라는 타이틀이 여러분이 직상에서 겪었던 설움을 막아 주는 방패가 될 것이라는 지나친 기대를 품지 마십시오. 현실적으로 한의사의 진료 영역은 의사와 많이 다르며, 급여에 있어서도 차이가 있습니다. 업무 성격에 있어서도 로컬에서 근무하는 의료인은 서비스업에 종사하는 자영업자와 유사하다고 볼 수 있습니다. 이 사실을 염두에 두고 고민해 보셨으면 좋겠습니다.

지금부터는 수능 준비를 어떻게 했는지 말씀드리려고 합니다. 저는 수능 준비를 전략적으로 하지는 못했습니다. 치밀한 계획하에 시작한 수능 준비가 아니었기 때문입니다. 의과대학 지망이었기 때문에 당연하게 이과 수능을 준비했고, 의료인이 된다면 생명과학과 화학을 알아야 한다는 상식에 따라 과학탐구도 생명과학과 화학을 선택했습니다. 입시를 잘 아는 사람이 본다면 다소 황당한 선택일 것입니다. 보통은 과학탐구를 아주 잘하는 학

현실 직시

쿄잉
아… 수업이 너무 빡세다….
이걸 6년이나 해야 하다니….
그것도 20대 중후반에 …

진료영역도 의사와 많이
다르고, 급여도 차이가 있네…

의료인으로 사는 삶도
결국은 서비스업에 종사하는
자영업자를 벗어날 수
없구나 …

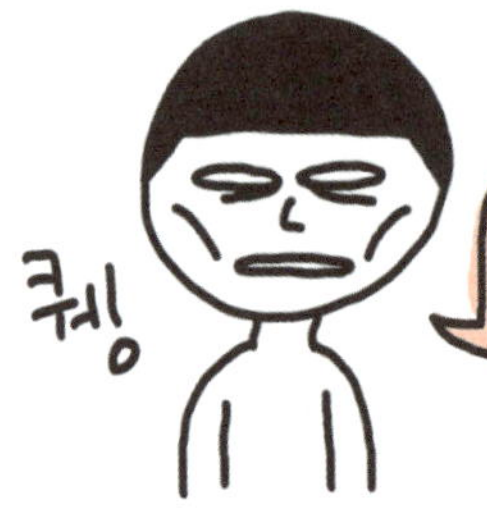

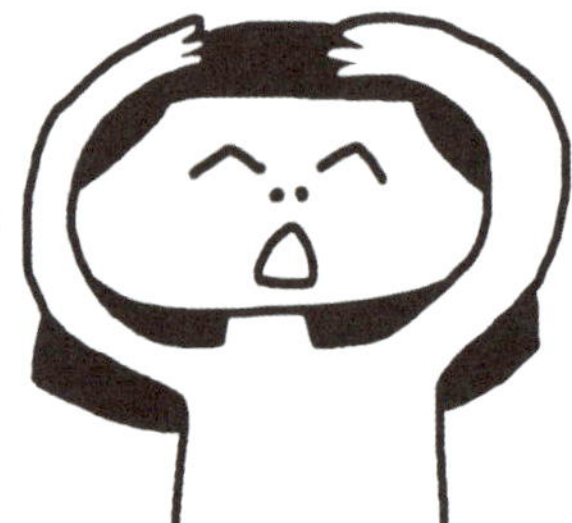

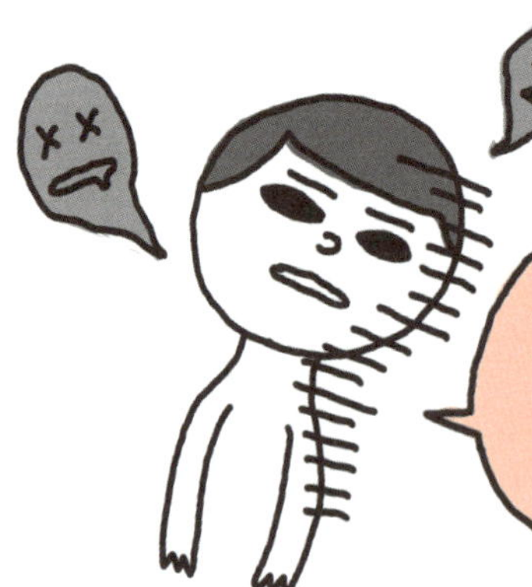

생이 아니라면 생명과학과 화학을 동시에 고르지는 않기 때문입니다. 저에게는 믿는 구석이 있었습니다. 저는 심리학과 재학 당시 복수전공으로 통계학을 전공했고, 이 과정에서 미적분, 선형대수, 벡터를 공부했습니다. 저는 외국어고등학교를 졸업한 문과 출신이지만, 그럼에도 불구하고 이과 수학을 공부했다는 자신감이 있었던 것이지요. 또한 원래 국어와 영어는 자신이 있었기 때문에 과학탐구만 조금 공부하면 된다는 생각으로 수능 준비에 돌입한 것입니다.

그 '과학탐구'가 얼마나 어려운지는 실제로 준비를 하면서 깨달았습니다. 게다가 보통 이런 상황이라면 생명과학과 화학이 아니라 생명과학과 지구과학을 고른다는 것도 너무 뒤늦게, 즉 3월 학력평가를 치른 뒤에야 알았습니다. 고등학생 때엔 들은 적도 없는 과학 과목을 3월이 되어서 새로 시작할 자신이 없었습니다. 그래서 어쩔 수 없이 울며 겨자 먹는 기분으로 너무 힘들게 생명과학과 화학을 공부했습니다. 그래도 실제 수능에서는 운이 잘 따라 줘서 두 과목 다 1등급을 맞긴 했습니다.

저는 흔히 '독재'라고 줄여서 부르는 독학재수학원을 다니면서 공부를 했습니다. 독재는 관리형 독서실이라고 볼 수 있습니다. 수업이나 강의는 없지만 과목별 멘토가 있어서 원한다면 질문을 할 수 있고, 월별로 사설 모의고사 및 6월, 9월 모의평가를 학원 내에서 응시할 수 있다는 큰 이점이 있었습니다. 평가원 모의고사는 학원 수강생이 아닌 일반인 신분에서는 응시하기가 매우 어렵습니다. 입시 학원에서 남는 자리를 일반인에게 제공하는 것인데, 잔여석이 많지 않기 때문입니다. 제가 회사를 다니면서 수능 공부를 병행했을 당시에 이 사실을 모르고 9월 모의평가를 신청하려 했던 적이 있었습니다. 신청 시간에 딱 맞춰서 신청하려는 학원에 방문했는데, 이미 줄이 학원 문밖으로 늘어서 있었습니다. 당연히 자리가 마감되어 모의평가를 신청할 수가 없었지요. 그래서 회사를 그만두고 제대로 수능을 준비할 때에는 이 점을 고려해서 학원에 등록해야겠다고 생각했습니다. 다만 경제적인 이유로 종합재수학원에 등록할 수는 없었습니다. (수강료가 너무 비쌌습니다!) 그런데 제가 다녔던 독학재수학원은 SKY를 졸업한 사람에게 학원비를 할인해 주는 혜택이 있었습니다. 그 덕분에 약 8개월가량 독학재수학원에서 비교적 적은 비용으로 수능을 준비할 수 있었습니다.

여기까지 읽고 나면 제가 아무것도 모르면서 입시에 뛰어들었다는 것을 알 수 있을 것입니다. 만약 입시판을 떠난 지 오래된 분이 다시 수능을 준비한다면, 꼭 요즈음 수험생이 어떤 식으로 수능을 준비하는지 잘 알아보고 효율적인 선택을 할 것을 권하고 싶습니다. 입시 학원에서 상담을 받는 것도 좋을 것 같습니다.

특히, 대입은 수능만이 전부가 아닙니다. 수시도 있고, 편입도 있지요. 대학 졸업 후 입학하는 사람들은 대체로 높은 내신 성적이 확보되어 있으므로 정시보다 수시를 택하며, 저처럼 수능으로 다시 입학한 사람은 손에 꼽을 정도로 드뭅니다. 편입은 정보력의 싸움인 만큼 반드시 학원이나 합격자 과외를 병행해야 하지만, 수능 공부를 다시 할 자신이 없는 사람에게는 더 나은 선택일 수 있습니다. 자신의 상황에 맞게 전략을 짤 것을 권합니다.

수험 생활은 지루하다 뿐이지 크게 힘들지는 않았습니다. 물론 다시 하고 싶지는 않지만요. 저는 내향적인 성격인데도 사람을 만나는 것이 조금 그리웠습니다. 그래도 집에서 혼자 식사를 준비하는 것에 익숙하고, 세 끼루 일과를 살뜰히 꾸리는 데 만족하는 편이라서 루틴에 적응하는 것은 쉬웠습니다. 아침에 일어나서 등원하고, 점심에 간단히 학원 앞 헬스장에서 운동하고, 밤에 집에 돌아와서는 다음 날 먹을 식사를 준비하는 식이었습니다. 늘 규칙적인 생활을 했던 덕에 건강을 해치지도 않았고, 오히려 한의과대학을 다니는 지금보다 그때 더 건강했던 것 같습니다. 하지만 이것은 제가 한번 궤도에 오르면 루틴을 잘 지속하는 성격인 덕이 큽니다. 저처럼 사회생활을 하다 온 분들의 경우, 수험생 생활이 너무 힘들어서 다시 돌아간다면 절대 못 할 것 같다는 얘기도 많이들 한답니다. 이미 경험한 사회생활의 자유로움을 잊기 힘들기 때문이지요.

사회생활을 하다 온 탓인지 학교생활 역시 '일'처럼 받아들이게 됩니다. 의학 계열은 어디나 그렇듯 일반 전공에 비해 수업 시

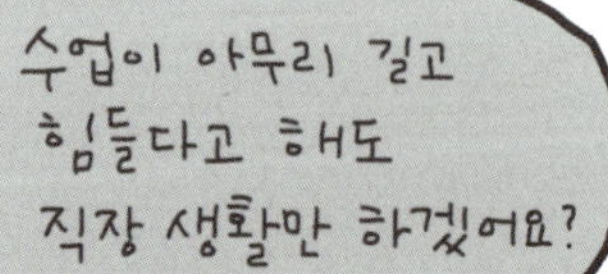

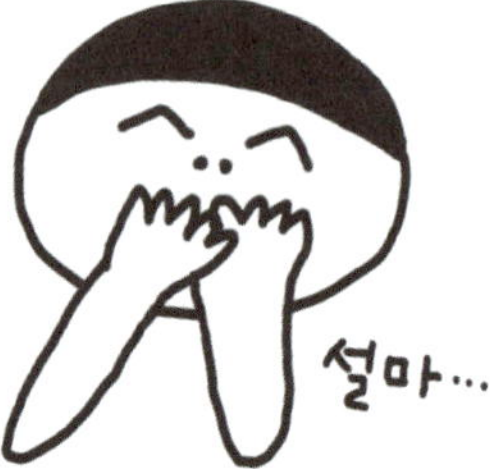

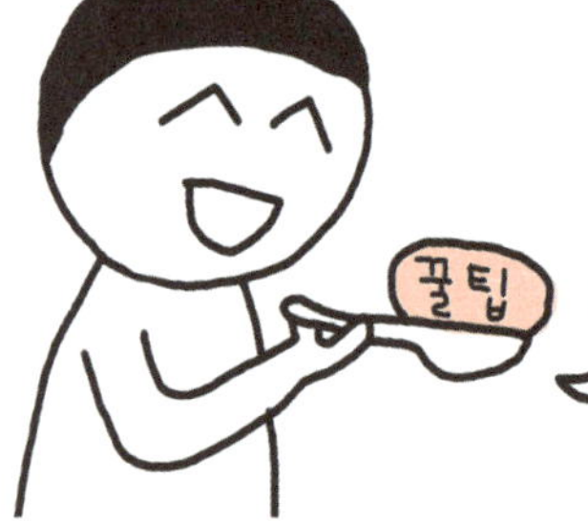

사고의 전환

- 수업을 근무 시간으로 생각하라.
- 과제는 업무라고 생각하라.
- 조별 과제도 업무의 연장이다.

간이 긴 편입니다. 수업 시수만을 따지면 거의 30학점, 그러니까 다른 학과의 1.5배 이상의 시간을 강의실에서 보내야 하니까요. 하지만 회사에서 근무를 한다고 생각하면 크게 어려울 것도 없습니다. 과제도 일이라 생각하고 공강 시간에 짬짬이 하다 보면 그렇게 힘들지 않습니다. 그중 조별 과제는 그야말로 업무의 연장선에 가깝지요.

다만 관점에 따라 달라질 부분도 있습니다. 이전의 대학 생활과 비교되어 '이건 대학교가 아니라 고등학교인데?'라는 기분에 힘들어질 수도 있습니다. 보통의 대학교라면 오전 9시 수업은 어쩔 수 없이 들어야 하는 전공필수가 아니라면 거의 선택할 일이 없지요. 하지만 한의과대학에서는 수업 시수가 많다 보니 아주 당연하게 오전 9시에 하루를 시작하게 됩니다. 하루 일과를 일찍 시작한다고 해서 일찍 끝나는 것도 아닙니다. 정말 고등학생처럼 오후 수업까지 꽉 차 있으니까요. 제가 고려대학교를 다닐 때는 오전 9시에 시작해서 오후 1시 15분에 끝나는 일정이 월요일부터 목요일까지 반복되는 학기가 있었습니다. 그럼 주중 오후는 늘 쭉 비어 있고, 심지어 금요일은 공강이었습니다. 이런 시간표를 한의과대학에서는 절대로 만들 수가 없습니다. 그래서 한번 즐거운 대학 생활을 즐겼던 분이라면 그 괴리가 더 크게 느껴질 수도 있습니다.

대학 생활을 다시 하니 아무래도 인생 2회차 같은 느낌이 들기도 합니다. 처음 대학을 다녔을 때 아쉬웠던 점을 보완하기 위해 다른 방식으로 다녀 보고 있지요. 저는 첫 번째 대학을 다닐 때 약간 아웃사이더였습니다. 대인 관계에 익숙하지 않았기 때문입니다. 그리고 전공 공부에도 소홀한 편이었습니다. 시험을 잘 보는 것은 어렵지 않았지만, 정말 저에게 도움이 되는 공부를 하는 것에 대해 고민이 없었지요. 그래서 지금 저는 거의 반대로 살고자 노력합니다. 같은 학번 동기들과 거의 모두 대화를 나눠 보기도 했고, 전공을 공부하면서도 그 내용이 제 삶에 도움이 되는 방향이 될 수 있도록 고민합니다.

김문선

(21학번, 2025년 현재
한의과대학 본과 3학년. 교대 3학년까지 다니고 입학)

저는 24세에 한의대에 입학했습니다. 한의학대학은 타 전공에 비해 재학생 나이대가 다양하다 보니 나이 모임 동아리가 존재하는데요, 대전대학교 한의대 경우엔 3수 한 학생들의 모임인 '만리', 4수 한 학생들의 모임인 '정인', 5수 이상 학생들의 모임인 '나사'가 있습니다. 저 역시 입학 당시 5수 이상의 나이로, 자연스럽게 '나사(나이든 사람들)'에 가입되었습니다.

나사는 다른 나이 모임보다 더 폭넓은 연령층이 모이는데, 그래서인지 다른 학교에 다니다 왔다든지, 직장 생활을 하다 왔다든지, 자녀가 있다든지 하는 식으로 모두 각기 다른 이야기를 가지고 있고 배경도 매우 다양합니다. 학기마다 개강 때와 종강 때 2번씩 진행되는 나사 모임에 가서 한 사람 한 사람의 지난 이야기를 듣다 보면 시간 가는 줄 모를 정도로 흥미롭습니다.

제 첫 대학은 교대였습니다. 사실 처음부터 교사가 되고 싶었던 것은 아니었습니다. 원래 목표는 의대였지만 성적이 미치지 못해 교대에 만족했지요. 그런데 교대에서 사귄 제일 친한 친구가 다시 수능을 친다는 게 아니겠어요? '친구 따라 강남 간다'는 속담처럼 저도 다시 해 봐야겠다는 용기가 생겼고, 첫 입시에서 이루지 못한 의대에 대한 꿈이 불타올랐습니다.

수능에 재도전한다고 해서 무조건 결과가 좋으리란 보장이 없기에 두렵기도 했습니다. 경제적인 문제도 큰 고민이었습니다. 초등학교 교사가 된다면 안정적인 월급을 받을 수 있습니다. 그러나 한의사가 된다면 향후에 내가 일한 만큼 벌 수 있다는 메리트는 있지만 학교에 다니는 6년간 돈을 벌지 못하고 등록금과 생활비를 지출해야 한다는 점이 부담으로 느껴졌습니다. 그렇게 고민만 하며 시간이 빠르게 흘렀고, 결국 수능 99일 전에야 공부를 시작했습니다. 사실 처음부터 한의대가 목표였던 것은 아니었습니다. 그저 막연하게 '메디컬'이 목표였지요. 수능까지 남은 시간이 부족했기에 가장 효율적인 입시 전형을 찾아 준비해야만 했습니다.

제가 선택한 입시 전형은 수시였습니다. 입시를 잘 모르는 사람들은 나이가 많은 사람도 수시를 쓸 수 있는지 궁금해합니다. 결론부터 말하자면, 가능합니다. 각 학교마다 약간의 차이는 있지만 대부분 학교생활기록부를 제출할 수 있다면 수시 지원이 가능하니까요. 저는 재수를 하면서 각 대학의 모집 요강을 여러 번 읽어 봤기에 이 사실을 알고 있었고, 최근에는 블로그나 유튜브를 통해 수시가 가능하다는 정보가 공유되면서 새로운 꿈을 찾아 한의대에 도전하시는 분들이 점점 많아지고 있습니다.

저는 여러 수시전형 중에서도 교과 면접 전형을 선택했습니다. 보통 교과 중점 전형은 면접이 없는 대신 합격 점수 컷이 더 높은 경우가 많았기에, 상대적으로 안전한 교과 면접 전형에 지원하는 것이 제 전략이었습니다. 하지만 이는 절대적이지 않으며 학교마다 다를 수 있습니다. 본인이 원하는 학교의 입학처 홈페이지에서 전년도 경쟁률, 80% 컷 등을 참고하는 것을 추천합니다.

저는 고등학교 시절을 성실하게 보냈기에 교과성적에 대한 부담은 없었습니다. 하지만 대부분의 의학 계열 전형엔 수능 최저기준이 있기 때문에 수능 공부가 필수였습니다. 대전대학교 한의학과의 수능 최저기준은 국어, 수학, 영어, 탐구(한국사 포함) 중 3과목 합 5등급이었습니다. 문제는 고등학교를 졸업한 지 3년이 지나 공부 감각이 많이 떨어졌다는 점이었습니다. 특히 수능까지 남은 시간이 고작 99일이었기에 빠르게 전략을 세워야 했고, 암기가 필요한 과목은 과감히 포기하고 국어, 수학, 영어 3과목에 집중하기로 했습니다.

돌이켜 보면 이 전략이 완벽한 선택은 아니었습니다. 특히 수학 과목에서 감을 되찾는 데 어려움을 겪었지요. '차라리 탐구 과목에 집중했다면 더 나았을지도…….'라는 생각을 하기도 했습니다. 하지만 주어진 짧은 기간 내에 최대한 효율적으로 준비했고, 결국 수능 최저기준을 충족할 수 있었습니다. 대학 입시는 성적뿐만 아니라 지원자의 전략과 준비 과정도 큰 영향을 미칩니다.

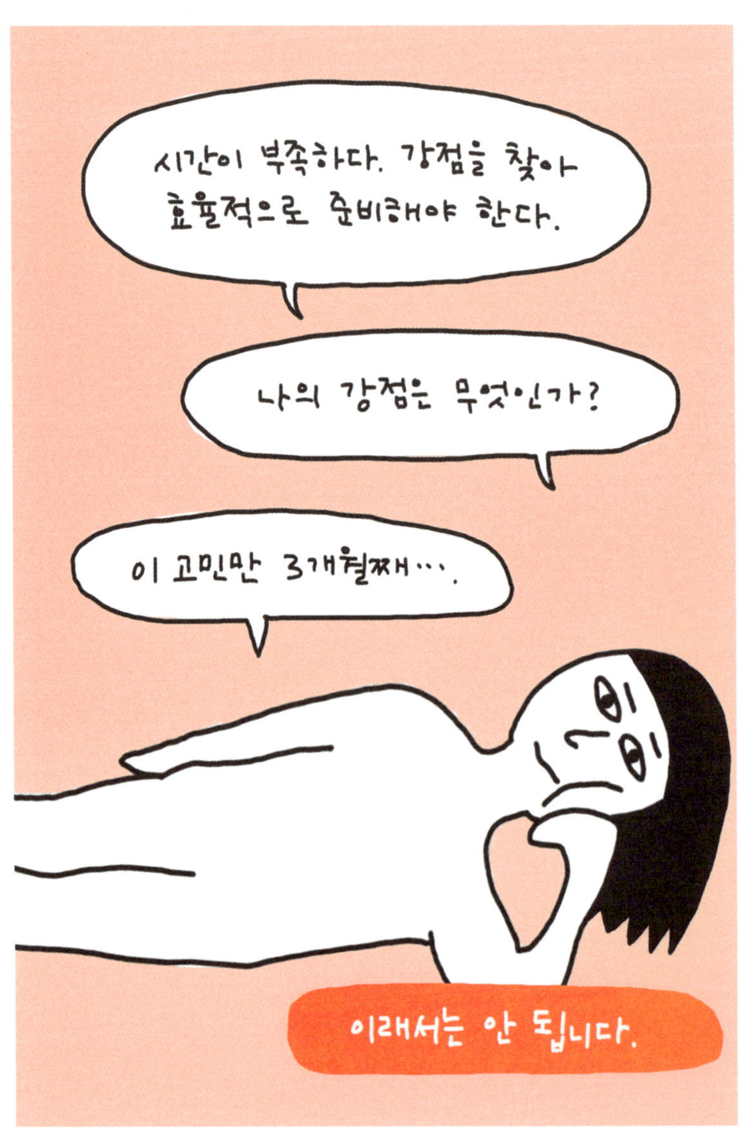

시간이 부족하다. 강점을 찾아 효율적으로 준비해야 한다.
나의 강점은 무엇인가?
이 고민만 3개월째….
이래서는 안 됩니다.

저처럼 시간이 부족한 상황에서는 자신의 강점과 약점을 정확히 파악하고 효율적인 선택을 하는 것이 중요하다고 생각합니다.

미래에 대한 걱정이 많은 성향인지라 다니던 학교를 휴학하지 못한 채 교생 실습과 학과 공부를 병행하며 수능 공부까지 시작했습니다. 정말 하루하루를 묵묵히 견뎌 냈다는 말이 어울리는 시간이었죠. 처음엔 기초적인 내용조차 기억나지 않아서 국어 문법, 수학 개념, 영어 단어 등 가장 기본적인 것들부터 공부를 시작했고, 이후에는 기출 문제집을 풀며 틀리거나 헷갈리는 부분을 추가로 학습해 부족한 점을 보완하려 했습니다. 휴학을 하지 않은 상태였기 때문에 모의고사를 볼 시간적 여유가 없어 단원별 기출 문제집이 아닌, 시험 단위로 구성된 문제집을 구매해 실제 시험처럼 시간을 재며 풀었고, 시험에서 문제가 막힐 때의 대처 방법까지 염두에 두며 공부했습니다.

제가 준비했던 2021학년도 수능은 현역 시절인 2017학년도 수능과는 출제 경향이 다소 달랐습니다. 2017년에는 수학 과목에서 쉬운 문제들이 이어지다가 마지막에 킬러 문제가 나오는 형식이었지만, 2021학년도 수능은 중반부터 난이도 중상의 문제가 등장해 흐름이 달랐습니다. 이를 대비해 저는 킬러 문제에 집중하기보다는 중상 난이도 문제들을 정확히 푸는 전략을 세웠습니다.

코로나로 인해 수업이 온라인으로 전환되면서 집에서 공부할 수 있었지만, 순수 공부량은 결코 많지 않았습니다. 하루에 많아야 6시간, 적을 때는 2시간 정도 공부했지요. 재수 시절 하루 9시간 이상 공부했던 걸 생각하면 절대적으로 부족해 불안했지만 스터디 플래너에 괜찮다는 말을 계속 적으며 주어진 상황에서 최선을 다하려 노력했습니다. 제가 체계적으로 공부하지 못했고, 사람마다 공부하는 스타일이 너무나 다르기에 '이렇게 공부를 해야 한다'라고 말할 순 없습니다. 다만 한 가지 분명히 말할 수 있는 것은, 미래에 대한 두려움과 좌절 속에서도 낙담하지 말고 꾸준히 나아가는 것이 중요하다는 점입니다.

이 글을 읽고 있는 여러분들이 누구보다 잘 알겠지만, 수능이든 학교 내신 시험이든 공부를 열심히 하는 것 못지않게 멘탈을 잘 관리하는 것이 무척 중요합니다. 수험 생활은 육체적으로나 정신적으로 고된 나날의 연속이지요. 게다가 부모님을 비롯해 주변에서 아무리 지원해 주고 응원해 줘도 시험은 결국 나 자신이 봐야 하기에 수험 생활은 본질적으로 외로움을 동반합니다. 공부가 잘되지 않으면 쉬면서도 불안하고, 나름 최선을 다한 것 같은데도 기대만큼 점수가 나오지 않으면 무너지기 쉽습니다. 그러니 수험 생활에서 어느 정도의 외로움과 불안과 절망을 일종의 '기본값'으로 여기고 이를 감내하고 이겨 내겠다는 각오를 해야 합니다.

사실 이와 같은 어려움은 나 혼자만 겪는 것이 아닙니다. 인생 전체를 두고 보면 해결해야 할 수많은 문제 중 일부일 뿐이지요. 그러한 사실을 담담하게 받아들이는 자세가 필요합니다. 물론 이러한 마인드컨트롤이 결코 쉽지 않다는 걸 잘 알지만요.

그 시절을 돌아보면 완벽하지 못했던 노력의 순간들조차 저를 여기까지 이끌어 주었다는 생각이 듭니다. 공부하는 모든 분에게 자신만의 속도와 전략으로 꾸준히 나아가라는 말을 전하고 싶습니다.

궁금   궁금

$$2부$$

한의대에 가 보니

한의과대학에서 무엇을 배우는지 소개합니다. 먼저 김병수 교수가 6년제 한의과대학의 전체적인 커리큘럼을 제시하고, 학생들은 주로 예과 2년 과정과 본과 4년 과정 중 1, 2학년 때 배우는 과목에 대해 수강 후기 형식으로 이야기합니다. 전공 공부뿐 아니라 실험실 실습과 의료봉사를 하면서 겪은 구체적 경험과 감상도 풀어놓았습니다.

1

6년 동안 무엇을 배우나요

김병수

한의과대학은 한의예과 2년 과정과 한의학과 4년 과정, 총 6년 과정으로 구성되어 있습니다. 졸업 후 국가고시에 합격을 하면 한의사 면허증을 받고 '한의사'로 활동할 수 있습니다. 학과가 2개이지만 사실상 예과 2년을 수료한 후 한의학과 1학년(본과 1학년)으로 들어가므로 6년제 1개 학과라고 봐도 무방합니다.

한의과대학의 교육과정은 크게 기초학과 임상의학으로 나뉘며, 기초학에는 한의학의 기초이론을 다루는 기초한의학, 현대의학과 생물과학을 다루는 의생명과학 그리고 인문한의학이 있습니다. 대략 예과 1학년부터 본과 2학년 1학기까지 기초학 과목들을 배우며, 한의사 면허증이 있는 교수와, 의생명과학을 전공한 교수가 강의를 담당합니다. 간혹 한의학 전공 교수가 의생명과학 과목을 강의하기도 합니다.

한의예과 때 배우는 기초학 과목으로는 한의학개론, 한의학한문, 양생학, 해부학, 해부학실습, 생리학, 생리학실습, 의학사, 원전학이 있습니다. 본과인 한의학과에 올라가면 본초학, 본초학실습, 경락경혈학, 경락경혈학실습, 처방학, 처방학실습, 병리학, 진단학, 진찰변증통합실습, 예방의학, 상한론, 온병학 등 임상학 과목을 배우게 됩니다.

기초한의학(예과)

- 한의학개론: 한의학을 처음 입문하는 신입생에게 한의학을 개괄적으로 소개하는 과목입니다. 음양오행 및 장부(오장육부)와 경락 등 기본 이론을 광범위하게 배웁니다.
- 한의학한문: 한문에 대한 기본 소양을 공부하는 과목입니다. 한의학의 원서가 대부분 한문으로 작성되었기에 사전 지식으로 배웁니다.
- 양생학: 보다 건강하게 살아가기 위한 예방의학이라 할 수 있습니다. 질병이 발생하기 이전에 보다 건강하게 살 수 있는 한의학의 방법론을 배웁니다.
- 해부학 및 해부학실습: 예과 2학년 때 배우며, 의과대학의 해부학과 동일합니다. 시신을 확보하고 직접 해부를 합니

다. 인체의 구조를 배우는 가장 기본적인 과목입니다.

- 생리학 및 생리학실습: 한의학개론에 이어서 한의학 기초 이론을 전체적으로 배우는 과목입니다. 특히 장부와 경락 등 한의학의 기본적인 이론을 배웁니다. 실습 과목에서는 학생 상호 간에 환자와 의사가 되어 다양한 수기요법을 적용해 봅니다.
- 의학사: 한의학 및 동아시아 전통의학이 어떤 역사적 발자취를 통해 현대까지 내려왔는지를 살펴보는 과목입니다.
- 원전학: 『황제내경』, 『동의보감』 등 한문으로 쓰인 한의학 원서를 읽고 해석하며 그 의미를 이해하는 과목입니다.

이렇게 예과 2년 동안 기본적인 소양을 쌓은 다음 본과생이 됩니다. 이제는 본격적으로 침과 한약을 사용하는 임상 지식을 배우게 됩니다.

기초한의학(본과)

- 경락경혈학 및 경락경혈학실습: 침을 놓는 경혈과 그 경혈들이 모여 형성된 경락에 대해 배우는 과목입니다. 경락은 인체의 에너지 흐름 시스템으로, 경락에 해당된 경혈을 통해 나중에 임상에서 침을 놓을 자리를 배웁니다.
- 본초학 및 본초학실습: 인삼, 당귀와 같은 한약재의 주치主

治와 효능을 배우는 과목입니다. 한약 레시피의 재료가 될 다양한 한약재를 실제로 살펴보고 분류해 봅니다.

- 처방학 및 처방학실습: 다양한 한약재를 섞어 임상에 실제로 적용할 보편적 처방을 배우는 과목입니다. 즉 한약의 레시피를 연구하는 학문이라 보시면 됩니다. 모든 처방의 레시피를 다 알 수 없기에 빈도가 높은 처방을 중심으로 공부합니다.
- 병리학과 진단학, 진찰변증통합실습: 진단학은 한의생리학에서 배운 인체의 생리적 상황에 문제가 발생하여 질병이 생기면 이를 진단하는 법을 배우는 과목이고, 병리학은 그 질병의 발생을 분석하는 과목입니다. 진찰변증통합실습은 이들의 실습과목입니다.
- 예방의학: 현대의학에서 이해하는 예방의학과 유사합니다. 역학 등 인류보건을 위한 예방의학 학문을 배우는 과목입니다.
- 상한론과 온병학: 매우 한의학적인 전문 병리 학문 과목입니다. 코로나 등 급만성 감염병을 기준으로 한의학적 치료 방법을 배웁니다.

요약하면, 입학하고 한의학개론을 통해 한의학에 입문한 다음 이를 바탕으로 생리학과 병리학을 배웁니다. 본과 1학년이 되면 본초학과 경락경혈학을 통해 한약과 침에 대한 기초 지식을 배웁니다. 본과 2학년 때에는 처방학과 진단학을 중요 과목으로 배웁니다.

기초학 중 의생명과학 분야에서는 양방의학이라 부르는 서양 현대의학을 배웁니다. 생물학부터 양방생리학, 양방병리학, 조직학까지 여러 과목을 배웁니다.

임상의학

임상 분야로 올라가면 간계, 심계, 비계, 폐계, 신계를 다루는 한의내과학, 침구과, 재활의학과, 한의부인과, 한의소아과 등을 배우며 대부분 현대의학의 내용과 함께 한의학적 관점을 같이 배웁니다. 또한 영상진단학과, 양방진단학 등의 과목에서 현대적인 진단체계를 이해하게 됩니다.

- 한의내과학: 한의내과학은 간, 심장, 비위, 폐, 신장 등 인체의 주요 장부에 생긴 질병을 한의학적으로 진단하고 치료하는 학문입니다. 예를 들어 소화불량, 고혈압, 중풍(뇌졸증), 당뇨병, 간질환 같은 만성 질환을 한약과 침 치료로 치료하는 법을 배웁니다. 과거에는 간계내과, 심계내과, 비계내과, 폐계내과, 신계내과 등 5개 내과였는데, 최근에는 통합 한의내과학으로 정리되고 있는 추세입니다.

• 침구과: 침구과는 침鍼과 뜸灸을 이용해 인체의 경락과 경혈에 자극을 주어 질병을 치료하는 방법을 배우는 과목입니다. 예를 들어 어깨 관절염, 요통, 구안와사(입이 돌아가는 안면마비 증상) 등 근골격계 질환을 중심으로 침을 활용해 치료하는 방법을 배웁니다.

• 재활의학과: 근골격계 질환, 신경계 손상 등으로 기능이 저하된 환자에 대해 한의학적 재활 치료법을 연구하는 과목입니다. 추나요법, 운동요법, 침·뜸·한약을 이용한 통증 조절 및 기능 회복 방법 등을 배웁니다. 대표적으로 중풍 후유증에 대한 관리 및 치료 또는 만성적 요통 등 근골격계 질환을 관리하는 법을 배우게 됩니다.

• 한의부인과: 생리불순, 생리통, 불임, 갱년기 장애 등 여성 질환 전반에 대해 한의학적으로 접근하는 학문입니다. 여성의 호르몬 변화와 생식 주기를 음양오행 및 장부 이론에 따라 해석하고 치료 전략을 수립하는 방법을 배웁니다. 최근 늦은 결혼으로 인한 노산 및 불임에 대한 정부 정책으로 한방난임사업을 시행하고 있는데, 이런 부분도 한의부인과의 영역입니다.

• 한의소아(청소년)과: 성장과 발달 중인 아이들의 신체적, 정신적 특성을 고려해 질병을 진단하고 치료하는 과목입니다. 감기나 소화불량, 아토피, 야뇨증, 성장장애 등 소아에게서

자주 나타나는 질환에 대한 한의학적 치료법을 배웁니다.

- 한의신경정신과: 정신과적 문제나 신경계 질환을 한의학적으로 진단하고 치료하는 학문입니다. 불면증, 우울증, 공황장애, 화병과 같은 정서적 질환을 폭넓게 다룹니다. 뇌와 마음의 문제를 장부의 통합적 조절 및 기능 변화로 해석하고, 침과 한약, 심신안정요법 등을 활용해 치료하는 법을 배웁니다. 최근에는 현대 정신의학의 진단 체계와 한의학적 해석을 통합하거나 병행하는 시도도 이루어지고 있습니다.

- 한의피부과: 아토피, 여드름, 습진, 탈모 등 피부 질환을 한의학적으로 진단하고 치료하는 과목입니다. 외용제, 한약, 침, 약침 등을 활용하며, 피부 문제를 체질이나 장부 기능의 이상으로 해석합니다. 피부 질환을 단순 증상으로 보지 않고 전신과 연관지어 접근하는 것이 특징입니다. 만성적인 난치 피부 질환이 한의학적인 통합 접근으로 치료되는 드라마틱한 사례도 있습니다.

- 한의안이비인후과(과거 오관과五官科): 눈, 귀, 코, 목 질환을 한의학적으로 다루는 과목입니다. 비염, 중이염, 이명, 안구 건조, 인후통 등을 대상으로 하며, 장부와 경락 이론을 바탕으로 침, 한약, 약침 등으로 치료합니다. 최근에는 현대 진단기기나 양방 지식도 함께 배우며 통합적 진료 역량을 키웁니다.

결론적으로는 현대의학의 주요 내용을 배우고 한의학적 이론을 같이 배우는 형식입니다. 그러니 공부량이 적다고 말씀드릴 순 없겠네요. 한의학 커리큘럼은 질병도 중요하지만 질병보다는 사람(환자) 자체를 바라보는 데 더 초점을 맞추려고 노력합니다. 한의학의 가치는 보다 전인적인Holistic 관점에 있는 것이 사실이기에, 국소적인 세밀한 부분은 현대의학의 발전된 내용을 받아들이고, 전체적인 인체를 바라보는 관점은 한의학의 접근법을 견지하는 편입니다. 특히 대부분의 만성 질환은 해당 국소 부위 또는 국소 기능으로 개선되기가 어렵기 때문에 다양한 전체적 특이성을 살펴야 합니다. 실제로 어깨가 아픈 환자의 경우 어깨가 아닌 발목에 원인이 있을 수 있는데, 이때 어깨 문제를 발목만 교정해서 해결하는 사례를 많이 봅니다. 허리가 아픈 증상과 소화가 안 되는 증상이 서로 연동될 경우, 그 환자는 소화만 잘 된다면 요통이 해결될 가능성이 매우 높습니다. 이런 경우들은 마땅히 전체적인 이해를 바탕으로 접근해야 합니다.

(**2**)

한문, 너무 겁먹지 마세요 – 원전原典

김문선

'한의대는 한자 많이 배우나요?'

'한자를 하나도 모르는데 미리 공부를 해야 하나요?'

이는 수험생 커뮤니티에서도 많이 볼 수 있고 OT나 신입생 환영회에서도 흔히 받는 질문들입니다. 한의대에서 무슨 한자를 배우는지, 한자를 얼마나 배우는지 많은 사람이 궁금해하죠. 어쩌면 한의대에서 무엇을 배우는지 모르는 사람은 한의대가 그저 한자가 가득한 고서만을 배운다고 생각할 수도 있을 것 같습니다.

한자와 한문의 차이

앞선 질문들에 답하기 위해선 먼저 한자漢字와 한문漢文의 차이를 알아야 합니다. 한자는 山(뫼 산)처럼 사물이나 물건의 모양을 본떠 만들어진 것(상형象形)도 있고, 上(위 상)처럼 사상이나 추상적인 개념을 선이나 점으로 표현한 것(지사指事)도 있습니다. 明(밝을 명)처럼 두 개 이상의 뜻이 결합(해 일日과 달 월月)해 새로운 글자가 만들어진 것(회의會意)도 있고, 雲(구름 운)처럼 뜻을 나타내는 글자(비 우雨)와 음을 나타내는 글자(이를 운云)가 결합하여 새로운 글자가 만들어진 것(형성形聲)도 있습니다.

이렇게 만들어진 한자는 글자마다 뜻이 있기에 그 자체로 하나의 단어가 될 수도 있고, 학교學校처럼 둘 이상의 한자가 결합해 단어를 만들 수도 있습니다. 여러 글자와 단어가 모여 문장을 이룰 수도 있지요. 한자가 문자라면, 한문은 여러 한자로 이루어진 '문장'을 말합니다. '월하관매소견月下觀梅所見'(달빛 아래서 매화를 보다)처럼 말이죠.

커리큘럼에서 한문과 관련된 과목

대전대학교 한의대에서는 예과 1~2학년 동안 한문 과목을 배웁니다. 예과 1학년 때에는 경전 강독과 기초한의학 한문을, 예과 2학년 때에는 원전을 배우지요. 커리큘럼이나 교수님은 조금씩 달라질 수 있는데요, 지금 현재 한문 과목을 수강하는 후배들의 수강 후기를 소개하겠습니다.

기초한의학 한문

3시간 중 2시간은 독해, 1시간은 단어 수시로 진행됩니다. 1학기 초반엔 문법 수업도 진행합니다. 독해 수업은 1) 당일에 배울 문헌에 나오는 어려운 한자 학습, 2) 문헌 독해, 3) 학생들이 직접 해석해 보는 순서로 이루어집니다.

배우는 문헌은 대부분 의서이고 종종 『맹자』로도 수업을 진행합니다. 갓 입학한 1학기 초반에는 문법 요소를 주로 공부했습니다. 지之, 어於와 같은 어조사의 쓰임, 야也, 미未, 하何 등을 활용해 평서, 부정, 의문형 문장 만들기 등이 있었지요. 단어 수시는 매주 50개 정도를 보는데, 성적에 반영되는 2~3개의 시험은 교수님께서 미리 공지를 해 주십니다.

– 24학번 유태원

경전 강독

1학기엔 『대학』, 2학기엔 『중용』을 배웁니다. 수업 전에 미리 제공된 원문 해석 동영상을 학습해 오고, 수업 시간에는 동기들과 함께 동영상에서 배운 내용을 다시 익힙니다. 옆자리 친구와 경전의 장별 내용을 서로 한자음, 문장 해석을 말하면서 복습하는 시간을 갖지요. '이 장의 속뜻은 무엇일까?' 등의 질문을 던지며 생각해 보기도 하고, '중용의 실생활 적용'이라는 주제로 조별 발표를 진행하기도 합니다. 학습 – 성찰 – 작성의 순서로 배움이 이루어집니다.

이러한 한문 과목들을 통해 한문을 읽는 능력을 함양할 수 있습니다. 교수님께서 한문을 한 줄 한 줄 읽으실 때마다 주어, 서술어, 목적어 등을 구분해 설명해 주시고, 중간중간 문법 요소도 같이 짚어 주십니다. 예를 들면 어於 뒤에는 목적어가 올 수 있다는 점 등입니다. 처음 보는 문장을 해석하는 능력이 점점 향상되는 것을 느낄 수 있습니다. 의서뿐만 아니라 『맹자』 같은 다양한 고전 문헌을 함께 읽어 볼 수 있다는 장점도 있습니다. 『중용언해』를 읽을 땐 표면적인 해석을 넘어 속뜻을 이해하려는 노력을 하면서, 단순한 번역을 넘어 한문의 심오한 의미와 철학적 가치를 생각하게 됩니다.

- 24학번 유태원

원전학

원전학에서는 『황제내경』을 바탕으로 경락, 수혈, 자법, 병증 내용의 원문을 배웁니다. 원전 교수님의 한문 강의도 듣고 있는데, 한문 수업에서는 주로 문장 해석에 집중하는 반면 원전 수업에서는 해석뿐만 아니라 원문이 의미하는 내용에 더 집중합니다. 그래서 원전 내용 자체에 더 집중할 수 있지요.

처음엔 한자가 너무 많아서 거부감이 있었지만, 원문 내용을 읽어 보면 이해하기 쉬운 부분들이 많아서 점차 괜찮아졌습니다.

원문에서 배운 내용을 계속 기억하고 있으면 본과에서도 많은 도움이 될 거 같습니다. 문장을 계속 읽다 보니 느리게나마 확실히 한문 해석 능력이 점점 나아지는 것 같아요.

- 23학번 이수아

한문으로 인한 학업 부담이 큰가요?

한문 과목이 교육과정에 포함되어 있다 보니 다른 학과에 비해 한자를 많이 익혀야 하는 것은 사실입니다. 하지만 한문 과목이 너무 어려워 다른 과목에 지장을 줄 정도는 아닙니다. 한의대에 입학한 선배, 동기, 후배 중 처음부터 한자를 잘 알고 시작한 사람은 없습니다. 입학 후 교육과정을 따라 차근차근 배우다 보면 본과 1학년쯤에는 웬만한 한문 텍스트를 해석할 수 있는 자신을 발견하게 됩니다.

물론 한자를 힘들어하는 학생들도 있습니다. 저 역시 외웠던 한자를 잊어 다시 외우거나, 한자들의 모양, 뜻, 음이 뒤섞여 헷갈리는 경험을 합니다. 원전 과목 강의 중 교수님이 한문으로만 된 텍스트를 문제로 내실 때 동기들끼리 당황한 눈빛을 주고받기도 하고, 시험에서 한자를 읽지 못해 문제를 풀지 못했다는 동기의 이야기에 웃으며 공감하기도 합니다. 한자 공부가 처음엔 어렵지만, 본인에게 맞는 공부법을 찾아 꾸준히 노력하고, 동기들과 서로 의지하며 공부하다 보면 점차 익숙해지고 자신감도 생깁니다. 시간이 지날수록 한자 자체에 대한 두려움은 자연스럽게 사라지고, 한문을 배우는 재미를 느끼게 됩니다.

한문, 어떻게 공부하면 좋을까요?

이렇게 한문을 공부한 후에는 또 하나의 관문을 넘어야 하는데요. 한의학에서 배우는 한문은 한자의 모양, 음, 뜻을 외우고 뜻에 맞춰 문장을 해석하는 단순한 한문과는 결이 다릅니다. 단어 자체가 가진 뜻만 생각하기보다는 단어가 그 문장에서 어떤 의미가 있는지 넓게 보면서도 구체적으로 생각해 봐야 합니다. 넓게 봄과 동시에 구체적으로 생각한다는 게 잘 이해가 안 될 수도 있는데요, 차근차근 이야기해 보겠습니다.

사람들이 정보를 처리하는 방식은 각기 다릅니다. '바람'이라는 단어가 있을 때, '바람은 공기가 움직이는 것이다.'라고 단순하게 생각하는 사람도 있고, 바람이 불어 나무와 꽃들이 흔들리는 장면을 생각하는 사람도 있을 것입니다. '음식'이라는 단어가 주어졌을 때, 바로 생각나는 음식 한 가지를 생각하는 사람이 있는 반면, '내가 좋아하는 음식은 김치볶음밥이고, 우리 엄마가 김치볶음밥을 진짜 잘하지.'라고 생각하는 사람도 있습니다. 여러분은 단어가 주어졌을 때 어떻게 반응하는 타입인가요?

한의학 용어들은 한자어가 많은데 이들은 보통 인체에 나타나는 증상들을 설명하는 단어이기 때문에 어떤 의미인지 한 번 더 생각해야 합니다. 예를 들어, 비위脾胃의 생리기능 중에는 승청강탁升淸降濁이 있습니다. 한자를 풀이하면 오를 승, 맑을 청, 내릴 강, 흐릴 탁으로, '맑은 것은 위로 올려 보내고, 탁한 것은 아래로 내려 보낸다'는 뜻입니다. 이것을 생리기능과 연결하면, 음식물을 소화한 후 에너지가 되는 것은 올려 보내고, 음식물 찌꺼기 등의 노폐물은 아래로 내려 보낸다는 뜻으로 해석할 수 있습니다. 승청강탁升淸降濁이라는 단어를 보고 한자 뜻 그대로만 받아들이기보단, 우리 몸의 대사과정에 적용해 구체화하는 것이 필요하죠.

또 다른 예로, 생명현상의 발현을 해치고 병을 만드는 육음六淫 중에 풍風이 있습니다. 저는 한의대에 입학하기 전까지 풍風을 바람으로만 알고 살아 왔는데요, 한의학에서 '풍風'은 무언가를 움직이게 하는 성질을 가지고 있습니다. 중풍中風 등의 병을 이야기할 때 쓰이는 개념이기도 합니다. 풍한風寒으로 인해 감기에 걸리기도 하고, 장부臟腑에서 열熱로 인해 풍風이 생기기도 하죠. 풍風을 단순히 바람으로만 생각하는 것이 아니라, 우리 몸의 기능이나 질병과 어떻게 연관되는지를 함께 생각해 봐야 한다는 것이죠.

하나만 예를 더 들어 볼까요? 장기에 열熱이 있다는 것은 무슨 말일까요? 한의학에는 위열증胃熱證이라는 것이 있는데, 저는 처음엔 '위胃가 다른 장기에 비해 뜨거운 상태를 말하는 걸까?' 하고

풍風을 바람으로만 생각하지 말고
우리 몸의 기능이나 질병과
어떻게 연관되는지 보세요.

우리가 알고 있던 한지와 지식을
우리 몸의 대사과정과 병의 증상들에
매칭시켜 생각하는 거죠.

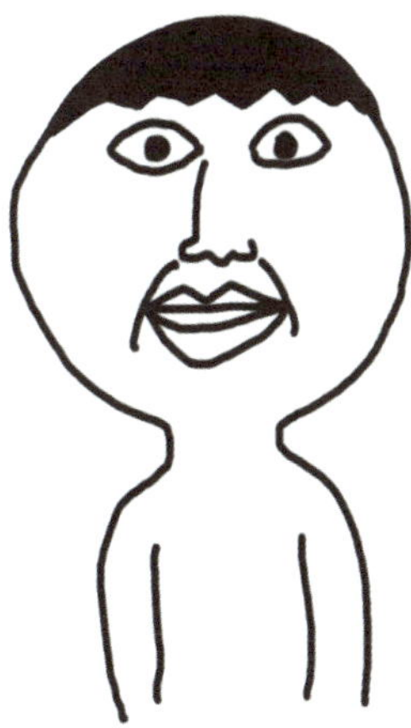

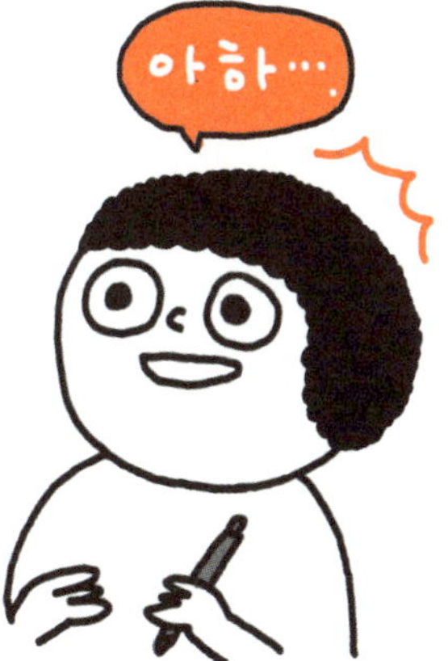
아하….

생각했습니다. 하지만 위胃에 문제가 있을 때마다 열이 나며 뜨거워졌다면 지금쯤 우리의 위는 정상적으로 기능하지 못하겠죠?

제 나름대로 생각해 본 결과 '위에 열이 있다'는 것의 의미는 위胃가 세균이나 바이러스에 감염된 것, 염증 등이 생긴 것, 매운 음식이나 기름기가 많은 음식을 먹어 위에 문제가 생긴 것, 소화가 되지 않고 기氣나 음식물 등이 적체된 것, 스트레스로 인해 위에 문제가 생긴 것 등입니다. 위열증이라는 단어를 보고 여태까지 과학에서 배웠던 0℃, 100℃ 같은 온도의 개념만을 떠올리면 안 된다는 것이죠.

이렇듯 한자, 한문 자체에 겁먹기보다는 생리학과 병리학을 함께 공부하며 우리 몸의 대사과정과 병의 증상들에 어떻게 매칭시킬지를 생각해 보면 좋겠습니다. 이제 넓게 보면서 동시에 구체적으로 생각해 본다는 말이 무엇인지 이해가 되시겠지요?

처음 공부할 때는 한자가 생소할 수 있고 한문 해석이 어려울 수 있습니다. 하지만 한의학을 공부하며 단어와 문장이 의미하는 바를 찾다 보면 어느새 한자 자체는 문제가 되지 않습니다. 한자 자체보다는 그 글자나 단어가 우리 몸의 어느 증상을 가리키는지, 다른 사람이 이해할 수 있게 설명하려면 어떻게 해석해야 할지 생각하게 되죠. 그럼 좀 더 가치 있는 학습이 될 것입니다.

한의학의 기초를 배워요 – 한의생리학

민다영

생리학에서 무엇을 배우나요?

예과 1학년 때 수강하는 한의학개론이 한의학 맛보기 수업이라면, 예과 2학년 때 배우는 생리학은 한의학 공부를 위한 본격적인 첫걸음입니다. 한의대에서 '생리학'은 한의학에서 다루는 생리학, 즉 한의생리학을 말합니다. 그렇다고 한의생리학만 배우는 것은 아닙니다. 양방생리학 과목에서는 의대에서 배우는 생리학을 별도로 다루고 있습니다.

생리학이 무엇일까요? 국어사전에 따르면 생리는 '생물체의 생물학적 기능과 작용 또는 그 원리'를 뜻합니다. 따라서 한의생리학은 인간이 어떻게 살아 숨 쉬는지에 대해 한의학의 관점에서 설명하는 학문입니다.

한의생리학 공부는 한의학의 철학적 기초를 이해하는 것부터 시작합니다. 가장 먼저 음양오행을 기본으로 한 자연에 대한 인식이 인체에 대한 인식에 대응된다는 개념이 등장합니다. 양방생리학의 첫 단원이 세포생리학이라는 점과 비교하면 매우 다른 시작입니다. 고등학교에서도 생명과학을 배울 때에는 세포의 기본 구조부터 배웁니다. 그러다 보니 한의생리학 첫 시간에 조금 당황스러울 수도 있습니다. 하지만 이것은 사물을 인식하는 철학적 차이에서 비롯되는 현상입니다. 서양에서는 어떤 사물을 파악할 때 그것을 분해해서 가장 작은 기본 단위부터 시작합니다. 반면 동양에서는 전체를 중심으로 바라보기 때문에 첫 단원이 다른 것입니다.

한의학의 철학적 기초를 배운 다음에는 장부, 즉 오장육부五臟六腑에 대해 공부합니다. 오장육부라는 단어를 많이 들어 보셨을 겁니다. 이것은 한의학에서 인체 내부의 구조와 기능을 분류하는 기본 개념입니다. '오장육부가 뒤틀리다'라는 관용구는 전신이 뒤틀린다는 뜻이죠. 속담이나 고사성어에 익숙한 분이라면 한의생리학을 공부할 때 때때로 반가운 표현을 만날 수 있습니다. 예를 들어 배짱이 좋고 겁이 없을 때 흔히 '담력이 좋다'고 표현합니다. 여기서 담력은 쓸개 담膽, 힘 력力 자입니다. 쓸개의 생리학적 기능이 인간의 결단력과 관련이 있다고 보는 한의학의 관점이 담겨 있죠. 이러한 관용구를 보면 과거로부터 인체에 대한 한의학적 인식이 널리 퍼져 있었다는 사실을 알 수 있습니다. 그런 한편으로 오늘날에는 한의학이 다소 낯선 학문이 되었다는 것 또한 알 수 있죠.

오장육부에 대해 배울 때 특징적인 점은, 인체 내부 기관의 상호작용을 이해하는 데 있어 앞서 언급한 오행 개념이 적용된다는 점입니다. 쉬운 예시를 하나 들어 보겠습니다. 흔히 스트레스를 받으면 입맛이 떨어지고 소화불량이 생기죠? 한의학에서는 당연한 사실입니다. 오행 중에서 나무(목木)의 성질은 땅(토土)의 성질을 억제합니다. 이것을 '목극토木克土'라고 부릅니다. 한의학에서 목에 해당하는 기관은 스트레스를 처리하는 간과 쓸개이고, 토에 해당하는 기관은 소화기관인 비장과 위장입니다. 스트레스를 많이 받을 경우 간의 활동이 커지면서 위장의 활동이 억제되어 소화기 장애가 생기게 되는 것입니다. 이것이 한의학에서 인체 기능의 상호작용을 이해하는 기본적인 방식입니다.

생리학은 상당히 중요합니다. 생리를 바탕으로 병리가 발생하고, 생리와 병리에 따라서 치료법이 결정되기 때문입니다. 한의학 치료의 가장 큰 특징은 문제가 생긴 부분에만 단독으로 집중하는 것이 아니라 그와 관련된 부분을 함께 치료한다는 점입니다. 소화기 문제가 있다면 소화기만 치료하는 것이 아니라 스트레스를 같이 보는 것처럼 말이지요. 따라서 한의사의 독특한 치

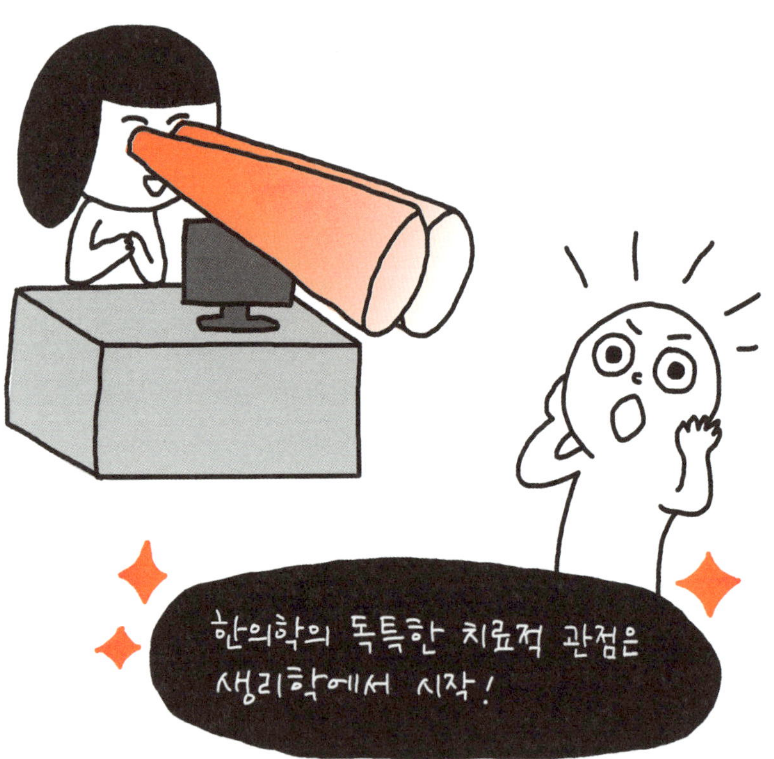

스트레스 때문에 간의 활동이 활발해지면서 위장의 활동은 억제되어 소화가 잘되지 않는군요.

한의학의 독특한 치료적 관점은 생리학에서 시작!

료적 관점은 생리학에서 시작된다고 할 수 있습니다.

참고로 한의생리학의 학습 부담은 크지 않은 편입니다. 이것은 시대의 변화와 관련이 있을 것으로 보이는데요, 인체에 대해서 해부학 또는 실험을 통해 밝혀진 사실이 많지 않았을 때에는 한의생리학의 고전 이론을 많이 암기해야 했을 것입니다. 하지만 지금은 인체의 세포, 조직, 기관, 장기, 시스템에 대해 방대한 연구가 이루어져 있습니다. 그래서 교수님들도 지금은 실질적으로 유용하지 않은 내용을 생략하기 때문에 교과서에 실린 내용보다 수업으로 진행되는 내용이 더 가볍습니다. 실제 학습량으로만 따지면 오히려 양방생리학 과목의 부담이 더 큽니다.

생리학에 더해서 생리학실습 과목이 있습니다. 전국 한의과대학 중 대전대학교에만 있는 과목이라는 점이 독특합니다. 생리학실습은 생리학에서 배운 내용이 실제 인체에서 어떻게 드러나는지 확인하는 과목이라고 할 수 있습니다. 생리학실습은 예과 2학년 두 학기 동안 수강하는데, 학기별로 하나의 큰 주제 아래에서 수업이 진행됩니다. 1학기에는 인체의 구조에 해당하는 경락을 주제로 실습하고, 2학기에는 인체의 내부 기능에 해당하는 오장육부를 주제로 실습합니다.

경락을 주제로 실습한다는 것은 신체 사진과 발바닥 도장(족문)을 통해 체형의 불균형을 확인하고 이를 교정하기 위해 경락 이론을 활용하는 것입니다. 예를 들어 발바닥 도장을 찍었을 때

엄지발가락에 제대로 힘을 싣지 못하는 것이 확인되면 엄지발가락과 연결된 경락을 풀어 주고 변화가 있는지 확인합니다. 실제로 관련된 경락을 강하게 지압한 직후에 자세 변화를 체감할 수 있어서 매우 신기했습니다.

한편 오장육부를 주제로 실습한다는 것은 한약을 복용해 본다는 것입니다. 한의학에서는 개체 특수성을 중요하게 여기기 때문에, 똑같이 감기에 걸리더라도 오장육부의 상태에 따라 다른 증상이 발생한다는 것에 집중합니다. 이를 고려해 약을 다르게 씁니다. 따라서 자신의 신체 상태를 자세히 기록한 뒤 치료하고자 하는 증상이 있다면 그에 따라 가장 적합한 약을 골라서 복용하고 변화를 확인합니다. 이때 먹는 약은 가루약으로, 생리학 실습실에서 구비하고 있는 빈용 한약입니다. 학교에서 실습용으로 갖춰 놓고 있답니다.

공부하면서 어땠나요?

앞서 언급했듯이 한의생리학은 학습 부담이 아주 큰 편은 아닙니다. 그래서 시간을 많이 들여 공부하는 학생은 드물지만 저는 교과서를 끝까지 읽어 보고 싶어서(대학생이 되면 교과서를 처음부터 끝까지 읽는 경우는 매우 드물답니다) 동기들과 함께 교과서를 읽는 스터디를 꾸렸습니다. 교과서의 분량을 나눠서 중요해 보이는 부분을 요약하고 설명하는 식으로 진행했습니다.

이 스터디를 하고 느낀 점은, 생리학 교과서가 시대의 흐름을 충분히 반영하지 못하고 있다는 점이었습니다. 양방생리학 교과서는 개정판이 자주 나오는 편입니다. 그 이유는 이전에 알려져 있던 지식이 실험이나 증례보고 등의 논문을 통해 반박되거나 또는 아예 새로운 지식이 추가되는 속도가 매우 빠르기 때문입니다. 그러나 한의생리학 교과서는 이제는 교수님들도 언급하지 않는 내용이 상당 부분을 차지하고 있으며, 개정은 거의 이루어지지 않습니다. 다만 최근 2024년에 동의생리학 개정3판이 나와 많은 부분이 수정 첨삭되었습니다

이러한 현상에는 여러 현실적인 이유가 있을 것입니다. 그중 하나는 수요 부족입니다. 한의대 정원은 2024년 기준 약 800여 명으로, 의대 정원인 약 3000여 명에 비해 매우 적기 때문에 책을 자주 내기가 어렵겠지요. 또한 우리나라에 국한되어 연구되는 한의생리학에 비해 양방생리학은 전 세계적으로 연구되는 학문입니다. 그러다 보니 교과서 개정이 필요할 만큼 쌓이는 지식의 양과 속도가 한의학과는 차원이 다르지요. 물론 임상 한의사를 포함한 많은 한의학자들이 연구와 치료 사례를 바탕으로 한의생리학을 현대적인 관점에서 바라보는 노력을 하고 있습니다. 이것이 더 쌓이면 한의생리학의 개념을 양방생리학의 지식과 완전히 융합하여 설명하는 교과서를 만들 수도 있을 것입니다. 조만간 그런 교과서를 볼 수 있기를 기대하고 있습니다.

(4)

한약의 원리를 배워요 - 본초학

홍순상

여러분은 '한방치료'라고 하면 무엇이 가장 먼저 떠오르시나요? 아픈 곳을 다스리는 침과 뜸, 몸의 균형을 잡아 주는 추나 등이 있을 텐데요, 그중에서도 한약은 한방치료에서 빼놓을 수 없는 중요한 축을 담당합니다. 한약은 자연에서 온 다양한 한약재를 정성스럽게 조합해 만들어지는데, 이러한 한약재를 우리는 '본초本草'라고 부릅니다. 한의대에서는 한약을 이루는 각각의 본초에 대해 깊이 있게 탐구하며, 이를 통해 한약의 뿌리와 원리를 배웁니다. 지금부터 한의대에서 배우는 본초학과, 본초를 오감을 통해 직접 경험해 보는 본초학실습 과목에 대해 소개해 드리겠습니다.

대전대학교 한의대에서는 본과 1학년, 두 학기에 걸쳐 본초학과 본초학실습 과목을 배웁니다. 먼저 이론 수업인 본초학 과목에서는 약재의 효능과 주치하는 병증을 배웁니다. 물론 이 내용을 이해하려면 한의생리학과 병리학에 대한 기본적인 지식이 탑재되어 있어야 합니다. 저는 본초학을 배우면서 생리와 병리에 대한 이해도가 약하다고 느껴서, 해당 과목을 다시 공부하느라 힘들었던 기억이 나네요.

예시를 하나 들어 보겠습니다. 여러분은 혹시 향신료로 쓰이는 계피가루나 추울 때 먹는 계피차를 맛본 적이 있으신가요? 시나몬Cinnamon이라고도 하는 계피는 특유한 향을 가지고 있죠. 사실 계피(육계)는 수많은 한약 처방에 들어가는 약재입니다. 계피의 효능을 한 마디로 정리하면 '인체를 따뜻하게 만들어 주는 것'입니다. 몸의 혈액순환을 활발하게 함으로써 몸 구석구석을 데우는 것입니다. 이걸 한의학에서는 '산한지통散寒止痛'이라고 하는데, 몸의 한기를 날려서(산한散寒), 통증을 없애는(지통止痛) 작용을 한다는 뜻입니다. 그렇기에 계피가 들어간 한약 처방은 대부분 몸이 차고 허한 사람, 평소 추위를 잘 타는 사람에게 사용합니다.

이처럼 본초학은 다양한 약재가 인체에 들어와서 어떤 방식으로 작용하는지를 배우는 과목입니다. 저희는 1년 동안 진행되는 본초학 이론 수업에서 약 350여 가지 약재들의 효능을 배우

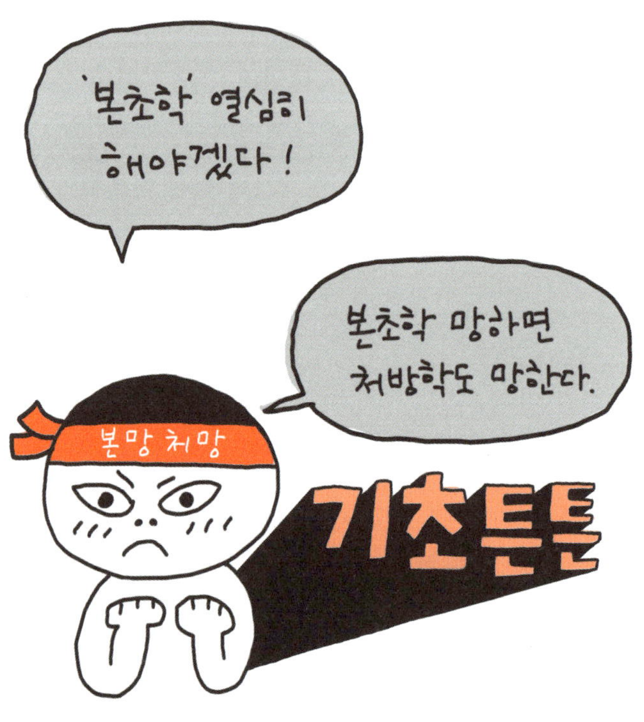

게 됩니다. 정말 많지요? 시험도 100% 서술형으로 출제되다 보니 공부할 양도 상당히 많은 과목 중 하나입니다. 그럼에도 본초학을 열심히 공부해야 하는 이유가 있는데요, 그중 하나는 본초학이 이후 본과 2학년에서 배우는 '처방학'이라는 과목의 기초가 되기 때문입니다. 본초학에서 약재 개개의 특성에 대해 배웠다면, 처방학에서는 그 약재들이 모여 구성되는 한약 처방에 대해 배웁니다. 개별 약재의 특성에 대해 알지 못한다면 당연히 한약 처방에 대한 이해도도 떨어질 수밖에 없기에, 본초학을 반드시 숙지하고 넘어가야 합니다.

본초학실습 과목에서는 이론에서 배웠던 약재들을 직접 눈으로 보고, 냄새를 맡아 보고, 필요할 경우 맛을 보는 등의 활동을 통해 약재의 실제에 대해 익힙니다. 그 덕에 본초학 실습실은 근처에만 가도 항상 약재 냄새가 가득하지요. 여러분이 한의원 하면 떠오르는 바로 그 냄새일 겁니다. 이론 과목에서 약재들을 복용했을 때 우리 몸에서 어떤 변화가 일어나는지를 위주로 공부했다면, 실습 과목에서는 약재 자체에 대해 배운다고 생각하시면 쉽습니다. 약재의 모양, 질감, 크기, 절단면의 형태, 냄새, 맛 등을 확인하는 것입니다. 이런 행위를 어려운 말로 '관능검사Sensory evaluation'라고 합니다.

앞서 언급했던 계피를 가지고 예를 들어 볼까요? 육계는 '말려 들어간 통 모양'처럼 생겼습니다. 길이는 5~50cm, 지름은 15~50mm, 두께는 1~5mm이고, 바깥 면은 어두운 적갈색, 절단면은 연한 갈색의 얇은 층이 있으며 약간 섬유성입니다. 계피 특유의 냄새가 나고, 맛은 약간 달면서 맵습니다. 약재를 주의 깊게 관찰함으로써 이런 정보들을 얻어 낼 수 있지요.

본초학실습의 시험 방식은 다른 과목과 다르게 조금 특이한데요, 해부학실습 시험에서 인체 구조의 정확한 명칭을 제한 시간 내에 작성해 내야 하는 '땡시'처럼, 본초학실습의 시험 또한 약재를 보고 제한 시간 내 약재의 명칭을 맞추는 식으로 진행됩니다. 설명만 들으면 쉬울 것 같지만 생각보다 정말 어렵습니다. 특히 저희 교수님께서는 비슷하게 생긴 약재들을 묶어서 출제하는 경향이 강해서, 집에서 열심히 약재들을 보고 공부했더라도 막상 시험장에 들어가서 문제를 보면 머릿속이 새하얘지는 경험도 할 수 있습니다. 그래도 시험을 위해 각 약재의 특징적인 부분을 공부하고 외우다 보면 어느새 약재의 전문가가 되어 가고 있다는 느낌을 받게 됩니다.

본초학실습 시간에 있었던 웃지 못할 저의 에피소드를 하나 소개해 볼까 합니다. 한약재 중에는 무시무시한 독성을 가지고 있는 녀석이 몇 있습니다. 사극에 등장하는 사약 재료 중 하나인 '부자附子'라는 약재도 그중 하나입니다. 부자는 관절통에 좋다고 하여 민간에서 함부로 캐서 먹다가 사망하는 사례가 매년 심심치 않게 나오는 약재입니다. 의료인의 처방 없이 약재를 복용하면 절대 안 됩니다.

저는 본초학실습 수업 시간에 부자를 만져 보고 향을 맡으며 탐구할 기회가 있었는데, 앞서 말했듯이 강한 독성이 있는 약재이기에 교수님께서 먹지 말라고 지도해 주셨습니다. 그런데 호기심에 가득 찬 저는 그만 약재를 삼켜 버렸습니다. 그 이후에 있었던 일을 당시 제 블로그에 서술했는데, 그 일부를 공개합니다.

- 입에 들어가자마자 얼얼해집니다. 씹어 삼키니 목구멍까지 감각이 둔해집니다. 마치 치과에서 마취 주사를 맞았을 때와 비슷한 느낌입니다.

- 30분 정도 지나니 가슴이 조이는 느낌이 시작됩니다. 집에서 쉬다가 안되겠다 싶어 택시를 타고 병원에 가다가 정말 죽을 것 같아서 택시 바닥에서 굴렀습니다. 다행히 바로 옆에 소방서가 있어서 구급차로 갈아탔습니다.

- 병원에서 흉부 엑스레이Chest PA view를 찍으려고 침대에서 일어나야 하는 상황이었는데, 간호사분께서 혼자 걸을 수 있겠냐고 물어보셨습니다. 혼자 걸을 수 있다고 큰소리 친 후 몇 걸음 걷다가 고꾸라진 기억이 있습니다. 이처럼 마비된 느낌을 한의학에서는 침중沈重이라고 합니다.

- 피부 감각이 무뎌지는 느낌(불인不仁)도 무엇인지 알겠더군요.

- 다만 응급실에서 별다른 처치를 받지는 않았습니다. 부자에 들어 있는 아코니틴Aconitine 성분 중독에 대해 일반적으로 정립된 치료법은 없으나, 여타 약물 중독과 같이 위세척 등을 시행할 수 있다 합니다. 저는 먹은 양이 매우 소량이어서 별 처치를 받지 않은 듯합니다.

손톱 크기도 안 되는 작은 조각을 하나 먹었을 뿐인데 몸에 이렇게 크게 반응이 오는 것이 신기했습니다. 조심히 써야 한다는 생각이 들었지만, 한편으로 잘 쓰면 치료에 매우 효과적일 것 같더라고요.

끔찍한 경험이지요? 실습 시간에 주의사항을 제대로 숙지하지 않으면 어떤 일이 일어날 수 있는지 보여 준 좋은 예시였다고 생각합니다. 그런데 사실, 한약을 제조하는 방법 중에는 약재의 강한 독성을 경감시키는 방법도 있습니다. 이것 또한 본초학실습 시간에 간단하게 다루는 내용 중 하나인데요, 이를 '포제炮劑'라 합니다. 부자의 경우도 포제라는 가공 방식을 통해 독성을 낮춘 뒤 사용하고는 하지요.

한의대에서 배우는 본초학과 본초학실습에 대해 간단히 살펴보았습니다. 사실 이 두 과목은 다른 전공과목에 비해서도 많은 시수가 배정되어 있습니다. 그만큼 중요하고 배워야 할 내용이 많다는 의미이지요. 특히 이렇게 이론과 실습이 모두 있는 과목은, 이론에서 배운 내용을 실제에 적용하는 연습이 중요시되는 영역이라는 뜻이기도 합니다. 방대한 가짓수의 약재에 대해 다방면적으로 알아야 하는 쉽지 않은 두 과목이지만, 한의사로서 꼭 알아야 하는 한약 공부의 첫걸음이란 점에서 큰 의미가 있는 과목입니다.

（5）

침을 놓아 볼까요? – 경락경혈학

강민서

여러분은 한의사 하면 무엇부터 떠오르시나요? 맥을 잡고 침을 놓는 모습 아닌가요? 그것을 배우는 과목이 바로 경락경혈학입니다. 경락경혈학은 한의과대학의 핵심 과목 중 하나라고 할 수 있습니다. 경락경혈학을 이수하면 침을 놓을 수 있게 되지요.

간단히 말하면 경락경혈학이라는 과목은 침을 잘 놓기 위한 기본을 배우는 과목이라고 할 수 있겠습니다. 대전대학교의 경우 경락경혈학은 본과 1학년부터 수강하게 됩니다. 예과 2학년까지 해부학이나 양방생리학 등 양방 과목들에 시달리다 올라왔기 때문에, 드디어 본격적으로 한의학적 치료를 배운다며 설레었던 기억이 납니다.

경락이란 우리 몸에 흐르는 에너지의 큰 줄기이자 '오장육부의 반응이 몸 거죽에 나타나는 경로Line'를 말합니다. 큰 줄기에 해당하는 경맥과 가지에 해당하는 락맥으로 이루어져 있지요. 쉽게 말해 신경의 분포상 인체에서 특히 긴밀하게 연결되어 있는 길이 경락이라고 보면 됩니다. 경혈이란 그중에서도 반응성이 좋은 몇몇 지점Point을 말합니다. 흔히 '혈자리'라고 부르지요.

경맥에는 십이장부(12개의 장부)와 각각 연결된 십이경맥(12개의 경맥)이 있습니다. 한의학에서는 각 경맥을 통해 해당 장부를 조절할 수 있다고 봅니다. 그 예로 심장과 연결된 수소음 심心경, 위와 연결된 족양명 위胃경 등이 있습니다. (여기서 장부는 현대의학에서 말하는 하나의 실질 장기가 아니라, 장기와 서로 연관된 기능 시스템 전체를 말합니다) 또한 십이경맥을 보조하는 8개의 기경팔맥도 있습니다.

경락경혈학 이론 수업은 크게 총론(경락학)과 각론(경혈학)으로 나뉘며, 각각 한 학기씩 두 학기 동안 배우게 됩니다. 이론 수업에서는 인체에 있는 12개의 경락과 361개의 경혈의 위치와 효능 위주로 배웁니다. 저는 특히 경혈의 위치에 대한 방대한 내용을 모두 암기해야 해서 정말 힘들었지요. 이전 학기에 배웠던 해부학적 구조를 완벽히 숙지해야 경혈의 정확한 위치를 이해할 수 있기 때문에, 해부학을 다시 복습할 필요도 있었습니다. 이 과목을 담당하셨던 교수님께서는 침을 이용한 연구를 활발히 진행하고 계셨는데요, 그만큼 침의 작용기전이나 각종 경혈에 대한 연구 동향을 함께 접할 수 있어서 더욱 흥미롭게 들을 수 있었습니다.

실습 수업에서는 두 명씩 짝을 지어 이론으로 배웠던 경혈에 침을 직접 놓아 보면서 위치와 자입刺入[4] 방향, 깊이를 숙지하고, 효과적인 자극법을 배웠습니다. 또한 출혈이나 신경손상을 피해서 안전하게 자입하는 방법도 배웠습니다.

저는 경락경혈학 시간에 배웠던 '득기감得氣感'의 개념이 특히 흥미로웠습니다. 침을 놓음에 있어서 시술자와 환자의 감각이 매우 중요하게 작용한다는 것입니다. 침을 놓다 보면 침을 통해 손끝으로 근막을 뚫는 느낌, 뼈에 닿는 느낌, 뻑뻑하거나 헐렁한 느낌 등 여러 감각이 느껴집니다. 이것들이 손에 익으면 침이 적절하게 잘 들어갔는지, 내가 침을 놓은 곳의 근육이 충분히 잘 풀어졌는지 등 많은 정보를 알 수 있습니다. 더불어 그 과정에서 환자가 느끼는 감각이 어떠한지도 중요합니다. 뻐근한 둔통은 치료를 위한 좋은 통증으로 보는 반면, 날카롭거나 따가운 통증은 혈관을 찔렀다는 뜻이니 피해야 합니다.

그뿐만 아니라, 정확한 경혈을 찾는 데에도 시술자의 감각은 중요합니다. '손목 라인에서 몇 센티미터 위'와 같은 표준화된 위

---

4 해당 경혈에 침을 (피부를 지나) 찔러 넣는 행위.

치도 물론 중요하지만, 그보다 시술자가 직접 환자의 근육을 만져 보고 실제 함요처[5]를 찾아서 놓는 것이 더 중요합니다. 이러한 방식으로 환자의 감각이나 통증을 호소하는 근육의 상태를 더욱 면밀히 관찰하면 보다 정확하게 치료할 수 있을 뿐만 아니라, 환자들과의 라포르Rapport[6]도 더 잘 형성할 수 있습니다. 그래서 저는 경락경혈학 수업을 듣고 침 치료가 더 매력적으로 느껴졌습니다.

이렇게 각 경락과 경혈의 효능과 치료되는 증상을 배우고 나면, 본과 2학년 2학기부터 침구학을 배웁니다. 이 과목에서는 침과 뜸의 종류와 함께, 병증에 따라서 어떤 침을 놓아야 하는지 더 구체적으로 배웁니다. 그리고 학교 수업과는 별개로, 경락경혈학을 이수한 이후부터 동아리 의료봉사에서 한의사 선배님들의 주도하에 환자분들에게 직접 침을 놓을 기회를 가집니다. 이론과 실습 수업을 통해 익힌 지식과 수기법을 실제 환자에게 활용해 보면서, 그리고 침을 맞고 증상이 실제로 완화되는 것을 보면서 지식을 더욱 체화시킬 수 있습니다.

의료봉사에 오신 환자분들이나 가족들에게 침을 놓다 보면 가끔 치료하는 데에만 초점을 맞추게 되어서, 자칫하면 환자의 아픔에 무뎌질 수 있습니다. 그럴 때 저는 경락경혈학 실습 당시

---

5 한의사가 침을 놓기 전에 피부를 손으로 만져서 파악하는, 다른 부위에 비해 잘 들어가는 부위.
6 상담자와 내담자가 친근감 및 신뢰감 형성을 기초로 만들어지는 긍정적인 관계. 라포르 형성을 통해 내담자의 불안을 감소시키고 서로 긍정적인 관계를 형성할 수 있다. <네이버 사전>

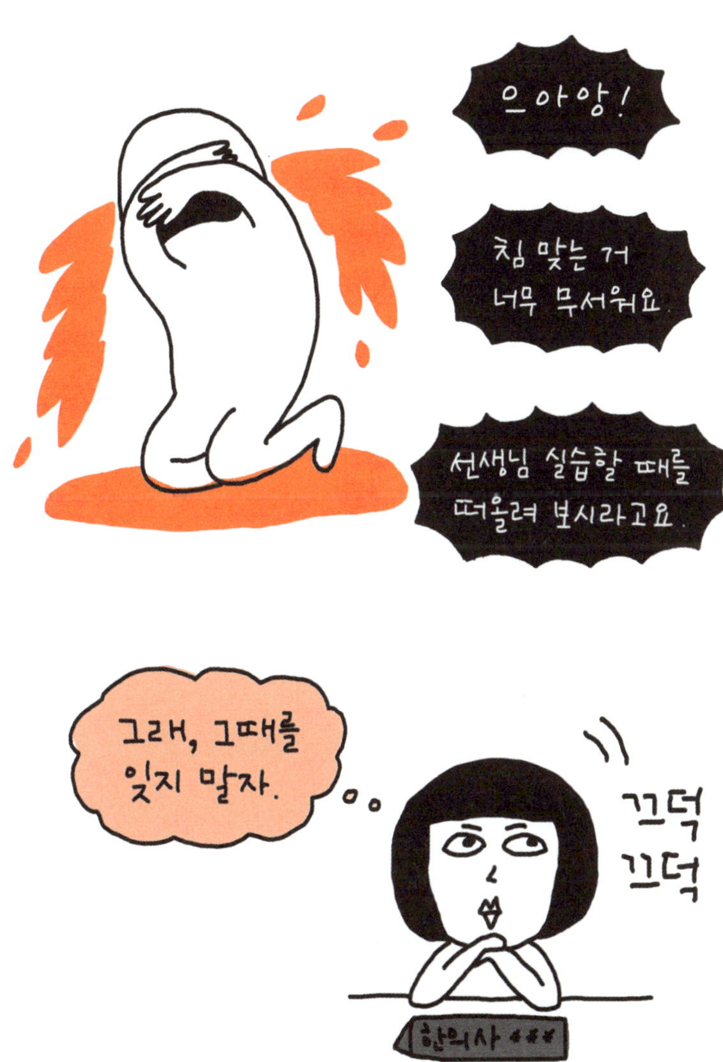

으아앙!
침 맞는 거
너무 무서워요.
선생님 실습할 때를
떠올려 보시라고요.
그래, 그때를
잊지 말자.
끄덕
끄덕
한의사 ###

의 기억을 떠올리곤 합니다. 저는 입학 전까지 한의원에 자주 가지 않았기 때문에 본격적으로 침을 맞아 보는 경험을 실습 수업 때 거의 처음 했습니다. 낯설기도 하고 같은 초보자인 동기에게 침을 맞기 때문에 더 아프고 무섭게 느껴졌습니다. 얼마나 겁이 났던지, 실습실에 교보재로 구비되어 있는 동인형[7]을 곰 인형처럼 꼭 안고 있기도 했습니다. 그때를 생각하며 환자들이 조금이라도 더 편하고 안정된 마음으로 덜 아프게 침을 맞도록 신경을 쓰게 되었지요.

경락경혈학 과목을 수강하면서 조금 아쉬웠던 점은 인체 구조와 경혈을 너무 별개로 배운다는 점이었습니다. 예를 들면 해부학에서 경혈의 위치를 함께 보면서 경혈과 인체 구조를 연계해 이해할 수 있었으면 좋았겠다는 생각이 듭니다. 그런데 요즘은 한의사들도 초음파를 많이 활용합니다. 초음파를 이용하면 경혈을 이해하고 치료에 활용함에 있어서 큰 도움이 될 것 같습니다. 침 치료에서 가장 중요한 건 시술자의 감각이지만, 초음파로 직접 속을 들여다보면서 놓으면 훨씬 더 안전하고 정확하게 침을 놓을 수 있기 때문입니다. 이제 한의사의 초음파 사용이 정식으로 허가된 만큼 수업에서도 이를 적극 활용하고 접해 볼 기회가 확대되면 좋겠습니다.

---

7   경락과 경혈을 그려 표시해 놓은 인형.

6

이름부터 무시무시한 - 해부학

홍순상

해부학. 이름만 들어도 중압감이 느껴지는 이 과목은 한의대를 비롯한 의학 계열 대학에서 공통으로 배우는 과목 중 하나입니다. 인체의 구조와 기능을 직접 보고 익히는 해부학이 의학을 배우는 데 필수적이라는 사실은 누구나 압니다. 하지만 예과 2학년이 되어 칼을 들고 사람의 몸을 직접 해부해야 한다는 현실을 마주하니 막막함이 앞섰습니다. 많은 학생이 해부학의 벽을 넘지 못하고 유급된다는 소문을 들어 왔던지라 해부학을 본격적으로 배우기 전부터 걱정이 태산이었습니다.

대전대학교 한의대의 해부학 및 해부학실습은 많은 시험 횟수와 공부량을 고려해, 집중이수제를 통해 학생들의 학업 효율

최대화를 도모하고 있습니다. 공식적인 개강일에 맞춰 개강하는 다른 과목들과 다르게, 예과 2학년의 이 과목들은 2주 정도 먼저 개강해 방학 기간을 통해 집중적으로 학습하고, 중간/기말고사를 보다 빨리 치르게 됩니다. 이러한 교육과정 구조상 해당 학년을 시작하는 학생들의 가장 큰 관심거리가 될 수밖에 없지요. 아직 봄의 기운을 어디서도 찾아볼 수 없던 2월 중순, 저는 그렇게 새로운 학년, 새로운 과목을 맞이하러 나섰습니다.

실습 시간에 후학 교육을 위해 기꺼이 시신을 기증해 주신 분들에 대한 감사 인사를 시작으로, 1년여 간의 해부학 이론과 실습 학습이 시작되었습니다. 저를 비롯해 많은 학생을 가장 어렵게 한 것은 압도적인 공부량이었습니다. 지금까지 배운 다른 과목들에 비해 이론 내용이 매우 많았습니다. 특히 과목 특성상 암기 기반으로 인체 구조를 세세하게 학습해야 하다 보니, 지금껏 보지 못한 몸의 기관과 조직을 매우 생소한 단어들을 활용해 머릿속에 차곡차곡 정리해야 했지요. 여간 힘든 일이 아니었습니다. 예과 1년 동안 몸의 대략적인 구조와 기능을 배워서 어렴풋이 알고 있었지만, 이 과목에서는 더 정밀하고 다면적인 구조와 기능을 학습해야 한다는 어려움이 시작되었습니다.

예를 들어 인체의 여러 순환계 구조 중 이전까지는 대동맥Aorta, 총경동맥Common carotid artery 정도의 범주만 알고 있었다면, 여기서는 이 큰 혈관들에서 뻗어 나오는 가지들, 예를

들어 내경/외경동맥Internal/External carotid artery, 천측두동맥
Superficial temporal artery도 알아야 했고, 이러한 각 가지들이
어떤 근육에 혈액을 공급하는지 전체적이면서도 구체적으로 알
아야 했습니다. 본질적으로 구조에 대한 이해를 목적으로 하는
것이지만 결국은 암기가 필요한 것들이기에 무척 어려웠지요.

복잡한 이론의 산을 넘었다 해도, 직접 시신을 해부하고 해부
학 이론에서 배웠던 구조를 확인하는 해부학실습 과목 또한 쉽지
않았습니다. 평생 해 본 적 없는 시신 해부에 대한 기술적인 경험
도 전무했고, 이론적으로 아는 것과 그것을 실제 상황에 적용하
는 것은 전혀 달랐습니다. 가장 쉽다는 등과 그 주변 부위를 시작
으로 팔, 배와 가슴, 머리와 목, 다리, 발 부분까지 순서대로 해부
해 보았지만, 처음에는 어느 부위 하나 교과서에서 보는 것처럼
깔끔하게 해부되지 않았습니다. 조원들도 마찬가지였습니다. 해
부학실습은 과목 특성상 같은 시신을 여러 명의 조원과 함께 해
부하며, 구술시험도 같이 응시하게 됩니다. 따라서 조원들과 일
정을 조정해 각 시간마다 목표 부위까지의 해부를 진행하고, 결
과를 서로 공유하며 향후 계획을 수립합니다.

많은 것을 배웠고 잊지 못할 과목 중 하나였지만, 가장 아쉬
움이 많이 남는 과목이기도 합니다. 해부학을 통해 의료인이라
면 필수적으로 알아야 하는 인체 구조 및 기능을 상당 수준 정리
할 수 있었습니다. 반면 계속해서 찾아오는 시험 하나하나를 큰

실수 없이 넘겨야 한다는 일념으로 단기적인 암기성 공부에 치중하는 측면도 있었습니다. 따져 보면 저는 각 학습 내용과 다른 과목과의 연결성을 기반으로 한 이 과목의 광의를 파악하려는 노력이 부족했던 것 같습니다. 이는 대전대학교를 비롯해 전국 한의대에서 추진하고 있는 교육과정의 실제적 개선 방향과도 관계가 있습니다. 구조는 기능을 말하고 이는 치료와 연결됩니다. 그러한 관점에서 해부학이 한방생리학/양방생리학, 나아가 경락경혈학, 침구학 같은 임상 과목과 어떠한 방식으로 통합될 수 있는지, 이들이 치료에 있어 어떠한 의미를 갖는지 조금 더 탐구적인 자세로 학습했더라면 하는 아쉬움이 남습니다.

대학 공부가 고등학교 공부와 가장 다른 점은, 전공 학문에 대해 자기 주도적으로 탐색할 기회가 넓다는 것입니다. 정해진 교과과정뿐만 아니라 동료 학습자, 교수자와 적극적으로 소통하며 전공 학문의 다양한 영역을 탐색할 수 있습니다. 기본 교육과정에서 다루지 못하는 심화 내용을 복합적으로 이해할 수 있다는 측면에서 이는 분명 긍정적입니다. 한의대의 수많은 기초/임상 과목이 다양화 및 전문화라는 시대적 요구에 발맞추어 기민하게 변화하고 있지만, 모든 개인이 원하는 학문적 요구를 수용할 수는 없습니다. 전공과목의 수업 내용을 넘어 각자가 필요한 내용에 주도적인 자세로 접근하는 것이 필요합니다.

해부학과 관련해서도 앞에서 언급한 것처럼, 시험을 위한 단기간의 공부에만 반복적으로 몰두하다 보니 과목 간의 통합성이 부족하다고 느꼈습니다. 시험 이후엔 핵심 내용을 잊어버리는 문제도 있었지요. 특히 병리, 진단, 치료 등의 기초가 되는 생리학에서 그 문제점은 여실히 드러났습니다. 한의생리학과 양방생리학을 각자 배우고 시험을 통과해 진급했지만, 해당 과목에서 배운 내용들을 전체적인 관점에서 이해하고 있는지는 자신이 없었습니다. 그래서 예과 2학년 겨울방학부터 저와 비슷한 고민을 가진 몇 명의 동기들 그리고 김병수 교수님과 함께『가이톤 의학생리학Guyton and Hall Textbook of Medical Physiology』[8] 원서를 통해 예과 2학년 1년 동안 배웠던 생리학을 다시 한번 복습하는 스터디 모임을 구성했습니다. 배웠던 내용을 다시 한번 복습하고 더 심화된 내용을 학습함과 동시에, 한방생리와 양방생리의 이원적 관점을 하나로 통합하기 위한 활동이었습니다.

스터디는 각자 교과서를 정해진 부분까지 읽고 정리한 다음 미리 정한 파트 분배에 따라 각자 발표하고 피드백을 받는, 일반적인 방식으로 진행되었습니다. 그러나 1년 9개월 동안 진행된 이 스터디에서 제가 얻은 것은 그저 일반적인 내용이 아니었습니다. 각 과목 수업시간에 다루지 못했던 교과 안팎의 내용들을

---

8   세계적으로 가장 널리 사용되는 의학생리학 책이며 현대생리학을 배울 때 필수적인 대표 교과서이다. 미국 생리학자 아서 가이톤Arthur C. Guyton이 집필했고, 현재 그의 제자인 존 홀 John E. Hall이 개정을 이어 가고 있다.

확인하는 것은 물론, 각 주제에 대해 자유롭게 이야기하며 양방에서 인체를 바라보는 관점이 한방과 어떻게 유사하거나 다른지, 또 각자의 방식은 어떤 특장점을 가지고 있는지, 더 나아가 이러한 지식들이 진단과 치료에서 어떻게 활용되고 있는지 토론했습니다. 그 과정에서 예전에는 쉽게 잡히지 않았던 생리 및 병리기전, 침구 및 약물을 사용하는 합리적인 기전에 대해 이해할 수 있었습니다. 영어로 된 원서를 읽고 다른 사람들도 이해할 수 있게 체계적으로 발표를 준비하는 것이 쉽지만은 않았지만, 이렇게 주도적으로 학습한 지식들은 수업 시간에 수동적으로 배우며 쌓은 지식 체계와는 결이 달랐습니다. 현재 제가 가지고 있는 배경지식이 적용되는 부분과 그렇지 못한 부분을 점검하게 함으로써 향후 학습 방향을 수립하는 데에도 도움이 되었습니다.

지금까지 소개한 다양한 탐구 경험과 이를 수행하는 과정들은 결코 쉽지 않았지만, 인체 구조와 기능을 비롯해 의학 전반을 이해할 수 있는 기틀이 되었습니다. 앞서 말했듯이 대학에서 할 수 있는 공부는 고등학교에 비해 과정이 주도적이고 깊이도 더욱 전문적입니다. 특히 많은 시수를 바탕으로 전공과목을 심도 있게 배우는 6년제 대학의 교육목표 특성상 정규 교과과정에서 익힌 내용을 스스로 복습 및 체계화하는 과정이 필수적입니다. 이러한 전방위적 탐구 경험으로 인해 더욱 의미 있게 공부할 수 있습니다.

어렵지만 매력적인 – 면역학

권민서

면역학은 의학 계열과 생명과학, 생명공학 전공에서 배우는 기초 의학 과목입니다. 과목명에서 알 수 있다시피 포유류, 그중에서도 인간의 면역을 다루는 과목입니다. 인간의 면역은 복합적으로 작용하며 구성요소가 대단히 복잡하기 때문에 면역학은 비교적 어려운 과목에 속합니다. 또한 타 과목과의 연계성이 높고 심화된 내용을 배우기 때문에 생물학, 화학, 한의·양방생리학 등의 과목을 먼저 듣고 기초 지식을 쌓은 뒤 수강하게 됩니다.

면역학이 다루는 내용은 고등학교 생명과학1에서 배우는 인체의 특이적, 비특이적 방어작용과 항원 항체 반응 관련 내용의 심화 확장 버전이라고 할 수 있습니다. 하지만 외피에서부터 내부 항상성, 생명유지를 위해 어떤 분자와 기작이 동원되는지를 세부적으로 학습하며 종양(암)과 이식 등 넓은 범위를 심도 있게 다룬다는 점이 다르다고 볼 수 있습니다.

대전대학교 한의대의 경우 예과 2학년 2학기에 수강하게 되는데, 커리큘럼상 이때 해부학, 조직학도 함께 수강하기 때문에 힘든 시간입니다. 해부학, 조직학을 통해 인체에 대해 거시적으로 배우고, 생리학과 면역학을 통해 미시적인 인체의 생병리를 배우게 되지요. 한 학기에 수강하다 보니 연계가 잘 이루어지지만, 면역학 과목의 특성상 다루는 내용의 양 자체가 많아서 학습 부담이 큽니다. 단 한 학기 만에 진도를 나가다 보니 유급 또한 발생하지요.

평가방식 측면에서도 인체의 면역작용은 상호 연계성이 크기 때문에 누적범위로 시험이 출제됩니다. 따라서 면역의 전반적인 기전과 연계를 숙지하고 세부사항을 채워 넣기 위해 꾸준한 복습이 필요하며, 중간고사와 기말고사를 포함한 총 4번의 시험과 그 외 목차시험 등의 수시고사가 있어 학기 내내 긴장의 끈을 놓을 수 없는 과목입니다.

그중에서도 특징적인 목차시험은 『세포분자면역학Cellular and Molecular Immunology』 교재의 목차를 차례로 암기해 제출하는 방식입니다. 면역학의 통합적이고 종합적인 학습의 중요성을 강조하며, 과목의 흐름을 파악하고 전체적인 윤곽을 그려

내는 데 방점이 있습니다. 목차를 바탕으로 해당 부분의 구성요소를 떠올리고 부족한 부분을 점검한다면 방대한 양을 스스로 빠르게 점검하고 보완하기 좋습니다. 교과서를 정독하는 꼼꼼한 공부 방식도 필요하지만, 누적된 범위를 장기기억화해 유용한 임상적 지식으로 체화하기 위해서는 더 간편한 방식이 필요합니다.

수업 중에도 복합적이고 통합적인 시점과 자기주도적인 학습이 요구되었습니다. 대부분의 진도는 업로드되는 영상을 수강하는 방식으로 진행되고, 실제 대면 강의 시간은 중요한 부분의 강조와 질의응답으로 채워지기 때문에 스스로 의문을 가지고 질문해야 합니다. 이 질의응답 시간은 단순히 학생이 영상을 수강하며 생긴 의문을 교수자가 답변하는 방식에 국한되지 않습니다. 교수님께서 임상가로서 임상 현장에서 마주할 수 있는 상황을 질문하며 학생 스스로 사고하길 강조합니다. '이러한 면역학적 현상이 왜 일어나는가?' '왜 개체별로 면역력이 다른가?' '왜 알레르기 질환은 갑자기 발생하는가?'와 같이, 단순하지만 교과서에 적혀 있지 않은 질문에 대해서도 답을 구할 수 있는 시간입니다.

질문에 대한 답을 구하는 것도 교과서를 보거나 교수님께 질문하는 일차원적인 접근이 아니라, 논문과 원서 등 다양한 매체를 통해 탐색하는 법을 익히게 됩니다. 그러면 딱딱한 영어 용어나 평면적인 개념을 넘어 실제 현실에서 면역학의 적용 방식을 접할 수 있고, 보다 의욕적으로 학업에 임할 수 있습니다. 저에겐

이 의욕과 의문이 상당히 중요한 부분이었습니다. 면역학의 방대한 내용을 남김없이 암기하는 것은 불가능에 가까우며 시험문제 역시 각 개념의 합집합과 여집합을 통합적으로 이해해야 풀 수 있는 형식으로 출제되기 때문에, 이해를 바탕으로 핵심을 파악하고 통합적으로 학습할 필요가 있습니다.

이러한 접근방식은 향후 임상과 각 과 학습에서도 유효합니다. 면역학 교과서를 전부 암기할 수 없듯이 한의과대학에서 배우는 모든 학습 내용을 암기할 수는 없습니다. 하지만 핵심 원리를 파악하고 공통점과 차이점을 바탕으로 지식을 확장한다면 보다 빠르고 통합적인 사고를 기를 수 있습니다. 단순한 텍스트가 아니라 실제 임상 현장에서 활용 가능한 통합적이고 추론적인 사고를 개발하기 위해서도 이러한 과정이 필요합니다.

더군다나 면역학은 임상병리학과 내과학의 근간이 되기에 면역학의 이해가 선행되면 여타 다른 과목의 심화 학습에 직접적으로 도움이 됩니다. 실제로 현재 본과 3학년인 저는 임상병리학과 통합내과학을 수강하며 전반적인 인체의 생리와 병리 현상이 개별적으로 분리될 수 없음을 느꼈습니다. 면역학 지식의 중요성과 유용성을 실감하여 면역학 학습에 열성적으로 임했던 것에 보람을 느끼고 있습니다.

실제 의료 현장에서 인체의 면역반응은 단편적이거나 국소적으로 일어나지 않습니다. 복합적이고 난잡한 카오스적인 실제

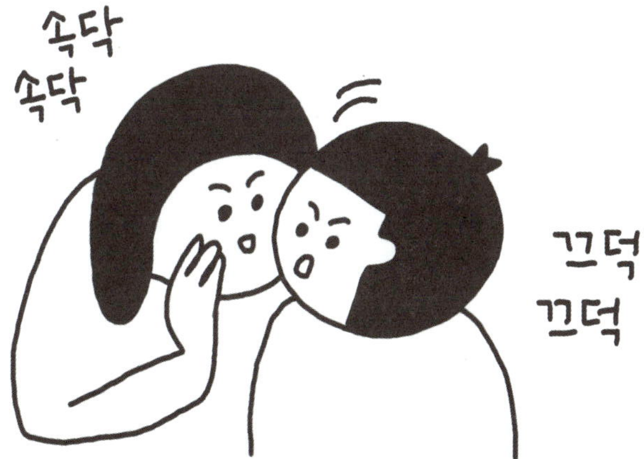

복합적이고 통합적인 시점으로 자기주도 학습을 하면 좋아.
이런 습관은 향후 임상과 각 과 학습에도 계속 좋은 효과를 발휘하지.
속닥 속닥
끄덕 끄덕

현실에서 유의미한 지표를 읽어 내는 능력이 의료인의 필수 역량입니다. 저는 면역학을 수강하며 암기보다는 이해를 기반으로 항상 스스로 의문을 가지고 질문함으로써 기존의 지식을 확장하는, 보다 통합적인 학습 방식을 추구했습니다. 또한 현재 학습하는 내용을 임상에서는 어떻게 활용할 수 있을지, 의문 없이 지식을 수용하고 있지는 않은지 고민해 볼 수 있었으며, 발전적인 연구가 활발히 일어나고 있는 분야의 트렌드를 따라가는 방법까지 체화할 수 있었습니다.

8

뭐든 그 역사를 알아야 – 의학사

홍순상

어떤 학문을 배우든 그 학문의 역사에 대해 아는 것은 매우 중요한 일입니다. 배우는 분야가 어떠한 흐름에 따라 발전해 왔는지 알아야 지금 바라보아야 할 학문적 지향점을 설정할 수 있습니다. 의학도 마찬가지입니다. 한반도와 중국을 비롯해 동양에서 발전한 의학은 현대 한의학으로 이어지기까지 수많은 변화를 겪어 왔습니다. 한의대에서는 이 변화와 발전의 장대한 역사를 '의학사醫學史'라는 이름의 정규과목으로 가르치고 있습니다.

의학사는 보통 한의대에 입학한 지 얼마 되지 않은 예과 1~2학년 때 주로 배웁니다. 대전대학교는 예과 2학년 1년 동안 다른 기초과목들과 함께 의학사를 수강합니다. 이 과목에서 주로 배우는 내용은 앞서 설명했듯이 동양의학의 역사로, 주로 한의학의 기원과 발전 과정을 다루며 각 시대별 대표 의서를 분석하는 방식으로 진행됩니다. 『황제내경』이나 『상한론』 같은 주요 의서의 내용을 배우면서, 당시 의사들이 질병을 어떻게 인식했고 어떤 치료법을 발전시켰는지 익히게 되지요. 또한, 조선 시대 한의학의 특징을 설명하며 『동의보감』의 구성과 내용을 살펴보기도 하고, 근대 이후 한의학이 서양의학과 어떤 관계를 맺으며 변화해 왔는지도 다룹니다.

사실 저는 의학사를 처음 배울 때 별 흥미가 없었습니다. 한의학을 배우러 왔는데 정작 수업에서는 고대 중국의 역사와 의학 이론을 다루었기 때문입니다. 물론 한의학이 전통 의학인 만큼 과거의 기록을 참고하는 것이 중요하다고 생각은 했지만, 치료법을 익히는 것이 더 시급하다고 여겼습니다. 특히, 고등학교 때 역사 과목을 그리 좋아하지 않았던 터라, 한의학과 관련된 역사까지 깊이 공부해야 한다는 사실이 다소 부담스럽게 느껴졌습니다. 그러나 본과 3학년이 된 지금은 생각이 많이 바뀌었습니다. 우리가 현재 사용하는 치료법의 발생 원리가 의학사에 녹아 있었기 때문입니다.

중국의 광활한 영토는 다양한 기후대와 지리적 특성을 가지고 있어서 각 지역마다 독특한 의학 체계가 발전해 왔습니다. 북방 지역은 춥고 건조한 기후로 인해 차가운 기운을 다스리는 치료법과 한약이 주로 사용되었습니다. 반면, 남방 지역은 고온다습한 환경으로 인해 청열淸熱 및 이습利濕 위주의 치료법이 발전했습니다. 연해 지역은 습도가 높고 해산물이 풍부해 수산물을 이용한 약재와 습사濕邪를 다스리는 처방이 발달했고, 건조한 기후의 내륙 지역에서는 진액을 보충하는 치료법이 중시되었습니다. 이러한 지역별 차이로 인해 각 지역마다 특유한 치료 방법이 발전했는데, 여기에 의학사 과목이 중요한 첫 번째 이유가 있습니다. 치료법의 발생 배경에 대한 역사적 사실에 대해 명확히 알지 못한다면 각종 처방을 활용함에 있어 분명 한계가 있을 수밖에 없습니다.

의학사가 한의학에서 중요한 위치를 갖는 두 번째 이유는, 이 과목이 다른 과목들과 총체적으로 연결되는 관계에 있기 때문입니다. 앞서 약재를 언급하며 각 지역별 기후 특성을 설명했듯, 역사적 발전 과정을 통해 형성된 다양한 치료법은 자연스럽게 본초학, 방제학, 생리학, 병리학 등 한의대에서 배울 수 있는 여러 과목과 깊은 관계를 맺습니다. 현대 한의병리학의 큰 축을 담당하는 온병학의 등장이 그 대표 사례입니다. 한대漢代의 의학 이론은 주로 상한병(차가운 사기寒邪에 의한 질병)을 중심으로 구축되었습니다. 여기서 나온 치료법은 주로 추운 기후에서 발생하는 감기나 발열성 질환을 치료하는 데 효과적이었지만, 고열을 동반하는 열성 질환을 설명하기에는 한계가 있었습니다. 특히 명·청대에는 급성 전염병(역병)이 유행하면서, 단순한 한사寒邪가 아닌

열사熱邪가 몸을 침범하는 온병溫病 개념이 강조되었습니다. 이에 따라 치료법에서도 열을 내림과 동시에 열로 인해 소진되어 버린 부족한 진액을 보충해 주는 치료법이 등장했지요. 이러한 개념은 오늘날 열성 질환뿐만 아니라 만성 소모성 질환, 특히 당뇨병, 건선, 만성 피로 증후군과 같은 질환을 치료할 때에도 한의학적으로 중요한 역할을 합니다.

온병학과 현대 한의병리학의 사례를 아주 간단히 설명했지만, 역사적 사실에 대한 배경지식 없이는 이것들을 배우기 힘들다는 게 느껴지실 겁니다. 다른 과목에서도 마찬가지입니다. 의학사를 학습하는 것은 단순한 역사 공부가 아니라, 우리가 현재 배우고 있는 각종 이론과 치료법이 어떠한 배경 속에서 발전해 왔는지를 이해하는 과정입니다.

의학사가 중요한 세 번째 이유는, 의학사가 현대 한의학이 나아갈 방향을 제시한다는 데에 있습니다. 서두에서 언급했듯 역사는 미래의 지향점을 설정합니다. 과거의 의학적 성과를 살펴보고 이를 현대적 관점에서 어떻게 적용할 수 있을지 고민하는 과정 속에서 의학사의 중요성은 더욱 부각됩니다.

한의사의 초음파 기기 사용이 무죄라는 판결을 비롯해, 최근 한의사의 다양한 의료기기 사용에 대한 합법성이 인정되는 사례들이 계속해서 나오고 있습니다. 이와 같이 의료기기 사용에 관한 현대 한의학의 입지를 넓혀 주는 중요한 근거 중 하나가 바로 의학사입니다. 특정 의료기기의 원리가 한의학에서도 이미 사용되고 있었음을 입증할 수 있다면, 한의사의 사용 권한을 주장하는 데 유리한 근거가 될 수 있기 때문입니다. 한의학은 전통적 치료법에 머무르는 것이 아니라, 현대 의료기술과 융합해 발전할 가능성을 가진 학문이라는 점을 뒷받침하는 데 의학사적 연구가 활용될 수 있습니다.

예를 들어, 한의학의 치료술 중 하나인 화침火鍼요법은 침을 불에 달구어 자침하는 것입니다. 이는 침 자극뿐만 아니라 열 자극을 인체에 전달하거나 그를 통해 조직을 절개하려는 목적으로 시행됩니다. 실제로 한의사는 화침을 활용해 점을 제거하는 시술을 시행하기도 하지요.[9] 현대의학에 이와 비슷한 의료행위 중 하나로 레이저 수술 요법이 있습니다. 레이저 또한 특정한 파장의 에너지를 강력하게 발진시켜 환부에 열 자극을 주거나 조직을 절개하는 데 활용됩니다. 이렇게 화침요법과 레이저의 기본적 원리가 동일함이 밝혀졌고, 이는 지금 한의사들이 레이저를 비롯한 미용의료 시술 및 수술을 합법적으로 시행하는 발판이 되었습니다.

더 나아가 한의학에서는 기공氣功이나 도인導引처럼 신체의 균형을 조절하는 운동요법을 발전시켜 왔습니다. 기공은 단순한 체조나 호흡법이 아니라 신체 내부의 기혈 순환을 원활하게 하여

---

9   Lee Ma-Eum, Seo Hyung-Sik. Case Study on Removing Lentigo Using a Cauterization. J Korean Med Ophthalmol Otolaryngol Dermatol 2019;32(4):162-166.

질병을 예방하고 치료하는 요법입니다. 현대의 재활의학에서 활용되는 운동치료나 호흡재활 기법과 동일한 학문적 원리를 공유하지요.

결국 의학사는 한의학의 과거를 탐구하는 동시에 현재 한의사가 직면한 법적·제도적 문제를 해결하는 데에도 중요한 역할을 합니다. 이는 단순한 제도적 문제를 넘어, 한의학의 정체성과 역할을 확립하는 데에도 기여합니다. 한의사의 초음파 기기 사용이 합법화된 사례는 단순히 한의사가 기계를 사용할 수 있느냐 없느냐의 문제가 아니라, 한의학이 현대 의료 환경에서 어떻게 자리 잡아야 하는지에 대한 고민의 결과입니다. 이러한 변화는 단순한 기술적 도입이 아니라 전통 의학의 근거를 재확립하고 이를 현대적으로 해석하는 과정이므로, 의학사적 사고와 연구가 반드시 뒷받침되어야 하겠지요.

한의대를 지망하는 학생이라면 의학사를 단순한 필수 과목이 아닌, 한의학의 본질을 이해하고 미래를 설계하는 중요한 학문으로 바라보기를 바랍니다. 한의사가 단순히 전통적인 방식만을 고수하는 것이 아니라, 현대 의료기기와 융합하여 발전할 수 있도록 하는 데에도 의학사가 중요한 역할을 한다는 점을 기억하면 좋겠습니다. 역사를 통해 과거를 배우고 현재를 이해하며 미래를 설계하는 한의사가 되는 것이야말로 한의학을 지속적으로 발전시키는 길이 될 것입니다.

문과 출신의 실험실 적응기

강민서

저는 한의학과에 비교적 빨리 적응한 편이긴 하지만 그렇다고 처음부터 이 학문의 모든 부분을 잘 받아들이고 이해한 것은 아니었습니다. 저에게 한의학은 제가 알고 있는 현대의학과 다소 괴리되는 낯선 학문이었습니다. 특히 '중기中氣를 끌어올려 줘야 한다', '음陰을 길러야 한다'와 같은 모호한 치료법을 보며 그것이 정말 의미 있는 것인지, 한의학적 치료의 원리가 도대체 뭔지 참 많이 답답했습니다. 그저 하다 보면 알게 되겠거니 하며 열심히 공부할 뿐이었죠.『가이톤 의학생리학』을 공부하기로 한 것 역시 이런 답답함과 궁금증을 해소하기 위한 노력의 일환이었습니다. 한의학을 과학적으로 좀 더 밝혀낼 수 있지 않을까, 현대의학과의 연관성을 찾을 수 있지 않을까 하고요.

그러다 예과 2학년 겨울, 동기 언니의 제안으로 교수님의 논문 작업을 도울 기회가 생겼습니다. 논문이라고는 수업 시간에 발표하느라 몇 편 읽어 본 것이 다였으니, 그제야 논문을 제대로 읽게 된 것이었습니다. 논문의 종류나 읽는 방법 같은 기본적인 내용조차 전혀 모른 채로 무작정 작업을 시작했습니다. 다행히 함께 작업한 동기 언니가 논문을 써 본 경험이 있어서, 어려움보다는 옆에서 보고 배울 수 있는 것이 더 많았습니다. 그 경험을 바탕으로 혼자 논문을 찾아보는 시간도 늘어났습니다.

논문 작업을 하면서 보니, 실제로는 한의학적 치료에 관한 과학적이고 객관적인 근거가 수많은 논문을 통해서 연구되고 있음을 알았습니다. 저는 논문을 통해 한의학에 대한 의문을 풀 수 있을 거라 생각했습니다. 저뿐만 아니라 한의학에 궁금증을 느끼고 효과를 의심하는 사람들에게 더 명확한 답변을 줄 수 있을 것이라는 생각이 들었지요. 더 나아가서 한의학의 과학적 근거를 직접 발견하는 것도 참 의미 있겠다는 생각도 들었습니다.

어느 날은 "저는 논문 작업도 재밌고 실험도 해 보고 싶어요!" 하고 지나가듯 말했는데, 감사하게도 김병수 교수님께서 제 말을 들으시고 교내에 연구가 활발히 이루어지고 있던 경락경혈학 교실의 박지연 교수님을 소개해 주셨습니다. 저는 아직 연구자가 되겠다는 결의는 부족했지만, 한의학을 더 잘 이해하고 싶다는 학구열과 기회를 놓칠 수 없다는 욕심에 방학 동안 실험실에서 근무하게 되었습니다.

당시 실험실에서는 주로 우울증을 유발한 쥐를 활용한 침 연구를 하고 있었습니다. 교수님 아래로 박사님 한 분과 석사 선생님 두 분, 그리고 졸업을 위해 실험실 근무 경험이 필요했던 타 과 학생들이 있었지요. 저는 실험실 학생들과 함께, 석박사 선생님들의 연구를 보조하는 역할을 담당했습니다. 주로 실험에 쓰이는 쥐를 돌보고, 실험실을 청소하기나 실험 재료를 구비하고 결과를 측정하는 등의 단순 업무였습니다. 타 과 학생들은 하루종일 근무하면서 좀 더 실험에 적극적으로 참여할 수 있었지만, 저는 이미 진행 중이던 논문 작업 때문에 그들보다 훨씬 적고 단순한 업무를 맡았습니다.

그럼에도 불구하고 연구가 이루어지는 과정을 옆에서 보면서 배운 점이 많았습니다. 문과 출신인 제게는 다소 낯선 실험의 과정 전반을 옆에서 지켜보는 것만으로도 매우 큰 공부가 되었지요. 또 제가 궁금했던 한의학적 치료 효과에 대한 과학적 입증이 어떤 방식으로 이루어지는지 알게 되어 매우 흥미로웠습니다.

가장 신기했던 점은 쥐도 인간과 비슷한 경혈 분포를 가진다는 사실입니다. 쥐의 유전자는 사람의 유전자와 매우 유사하다고

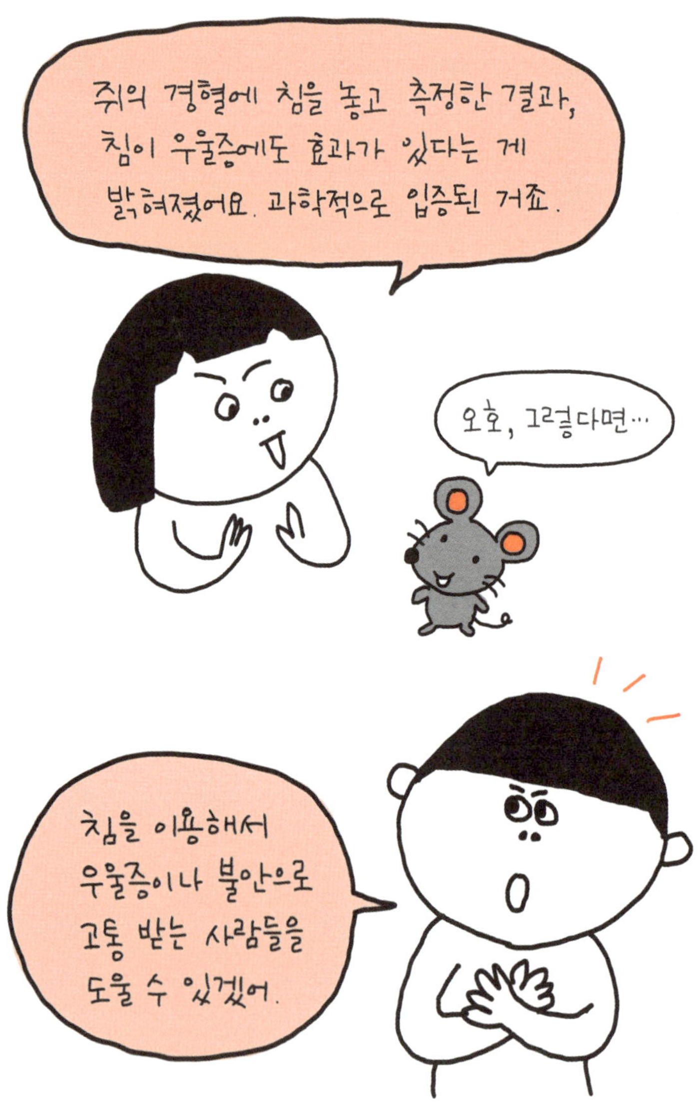
쥐의 경혈에 침을 놓고 측정한 결과,
침이 우울증에도 효과가 있다는 게
밝혀졌어요. 과학적으로 입증된 거죠.
오호, 그렇다면…
침을 이용해서
우울증이나 불안으로
고통 받는 사람들을
도울 수 있겠어.

합니다. 몇몇 유전자의 경우 99%까지 유사성을 나타냅니다.[10] 그래서 임상시험에 앞선 동물실험에서 많이 쓰이는 것이지요. 쥐에게도 경혈이 있고 그것이 인간과 비슷하다는 것은 저도 여기에서 처음 알게 되었습니다. 경락경혈학 실험실에서는 쥐의 경혈에 침을 놓아 보고 뇌 활성이나 행동이 어떻게 변화하는지를 측정했습니다. 그 결과를 토대로 우울증에 활용되는 경혈에 대한 침 자극의 효과와 기전을 과학적으로 밝혀내고 있었습니다.

침이 근골격계 외에도 혈압강하, 자율신경 조절 등 전신적 효과를 낼 수 있다는 것조차 믿기 힘들어했던 저에게, 실험실 근무는 정신과 영역에서 침이 유의미한 효과가 있음을 직접 눈으로 볼 수 있었던 무척 귀중한 경험이었습니다. 이러한 일련의 과정 안에서 신경정신과라는 분야에도 흥미가 생겼습니다. 우울증은 현대인의 고질병이라고도 하듯, 요즘은 정신과 질환으로 힘들어하는 사람이 너무나 많습니다. 정신과 영역에서 한의사가 할 수 있는 역할이 있다는 것을 알게 되면서, 우울증이나 불안 등으로 괴로워하는 사람들을 돕고 싶다는 생각도 하게 되었습니다.

무엇보다도 한의대 졸업 후의 진로에 대해 더 폭넓게 생각하게 되었습니다. 저는 한의대를 졸업하면 한의원에서 환자를 보는 것이 전부라고 생각했는데요, 실험실에서 근무한 이후 연구자라

---

10   National Human Genome Research Institute. (2010, July 23). Importance of the mouse genome. National Institutes of Health.

는 길에 대해 더욱 진지하게 고민하게 된 것 같아요. 이후에도 외부 교수님이나 특강 강사로서 한의학연구원 소속의 연구자 분들을 뵐 기회가 많았는데요, 그분들처럼 한의학의 지식 체계를 끊임없이 넓히고 축적해 나가는 현대 한의학의 선구자가 되는 것도 좋겠다고 생각했습니다.

한의학은 분명 훌륭한 의학이라고 생각합니다. 그렇지만 그것을 현대의학적 언어로 설명해 주는 데이터베이스가 매우 부족한 현실입니다. 저를 포함한 한의계 사람들이 근거 생산에 적극적으로 참여해서 더 많은 사람이 한의학을 더 잘 이해하고 활용할 수 있게 되면 기쁠 것 같습니다.

（10）

힘들지만 보람 있는 의료봉사

민다영

 # 의료봉사에서는 뭘 하나요?

대전대학교 한의과대학에 재학하는 학생이라면 대부분 1회 이상의 의료봉사를 경험합니다. 한의대에 입학하면 으레 동아리 하나씩은 가입하게 되는데요, 그중에는 고등학교 출신지에 따라 자동으로 가입되는 향우회도 있고, 의료봉사를 목적으로 하는 봉사 동아리도 있고, 공부 목적의 학술 동아리도 있습니다. 이러한 동아리 단위로 진행되는 의료봉사에 참여하게 되지요.

제가 속한 의료봉사 동아리 '원정회'에서 진행하는 의료봉사는 크게 두 가지입니다. 하나는 학기 중에 대전 소재 노인정이나 복지관 등에서 매주 진행하는 정기 의료봉사이고, 다른 하나는 여름방학 중에 대전 인근의 농협에서 3박 4일 일정으로 진행하는 장기 의료봉사입니다. 정기 의료봉사는 봉사 동아리에서 진행하지만 장기 의료봉사는 봉사 동아리뿐만 아니라 학술 동아리나 향우회에서 진행하기도 합니다.

장기 의료봉사는 어느 동아리든 3박 4일 정도로 진행하며, 인원 수에 따라 실제 참여하는 일수는 개인별로 달라질 수 있습니다. 회원이 충분히 많으면 1박 2일이나 2박 3일 등 부분 참여를 할 수도 있습니다. 그런데 전원이 3박 4일 전체 참여를 전제로 하는 동아리도 있습니다. 바로 제가 속한 원정회입니다.

3박 4일이라고 하니 마치 단체 MT를 가는 것처럼 느껴질지도 모르겠는데, 꽤 빡빡한 일정이랍니다. 내방하는 환자가 매우 많거든요. 하루 평균 100명 이상 진료를 진행하기 때문에 정말 눈코 뜰 새 없이 바쁩니다. 보통 농협 건물의 1개 층을 빌려서 이동식 베드를 놓고 진료실을 마련합니다. 학과에서 보유한 이동식 베드를 모두 사용하는데, 병상은 약 20개 정도입니다. 진료를 할 때면 20개의 병상이 늘 거의 가득 찹니다.

장기 의료봉사에서 주로 진료하게 되는 환자군은 그 지역 인근의 거주민으로, 군 단위인 만큼 거주민 평균 연령층이 매우 높습니다 대체로 60~80대 어르신들이 방문하시지요. 때로는 이장님들이 동네 어르신들을 직접 자가용으로 모셔 오는 경우도 있습니다. 우리는 방문 환자들이 호소하는 증상을 듣고 그에 맞게 침, 뜸, 부항 그리고 한약을 이용해 진료를 합니다.

학생들이 맡는 역할에는 크게 네 가지가 있습니다. 예진, 본진 보조, 자침 보조 그리고 본진입니다. 예진은 처음 방문한 환자의 기본 정보를 파악하는 역할입니다. 본진은 진료를 보는 행위이며, 자침은 침을 놓는 행위를 말합니다. 학년에 따라 각기 다른 역할이 주어지지요.

예과 1, 2학년 및 본과 1학년은 아직 침을 못 놓기 때문에 예진과 본진 보조를 담당합니다. 예진에서는 키와 체중, 음주 여부, 복용하는 약물, 환자가 호소하는 증상 등을 파악합니다. 본진 보조는 뜸과 부항 처치를 담당하며 그 외에 잡다한 진료실 뒤처리를 합니다. 경락경혈학을 배워서 침을 놓을 수 있는 본과 2학년은 자침 보조를, 본과 3~4학년은 본진을 봅니다. 이 모든 의료봉사 과정은 한의사 면허를 보유한 지도 한의사의 감독하에 이루어집니다.

주로 어떤 증상을 어떻게 치료하나요?

방문하는 환자들의 연령대가 높은 만큼 환자분들의 주요 증상은 근골격계 질환입니다. 주로 만성 허리 통증과 무릎 통증이지요. 이러한 경우 대체로 침, 뜸, 부항으로 치료하는데요, 진료를 보는 선생님에 따라 주로 사용하는 치료법이 다릅니다. 침을 주로 사용하는 경우 본진 보조가 할 일은 많지 않습니다. 침을 놓고 15분가량 지나면 침을 뽑는 정도의 일만 하면 되지요. 그사이에는 환자분의 말동무를 해 드립니다.

뜸과 부항을 많이 사용하는 선생님의 본진 보조가 되면 비교적 어렵고 힘든 업무가 시작됩니다. 의료봉사에 사용하는 물품은 모두 학생들의 회비로 구입하기 때문에 비싼 물품을 사용하기가 어렵습니다. 그래서 한의원에서 으레 쓰는 전자 뜸을 쓸 수가 없고, 직접 라이터로 불을 붙여서 쓰는 쑥뜸을 뜨게 됩니다. 이 뜸은 밑에 스티커가 있어서 환자의 피부에 붙이게 되는데, 재가 부스러지지는 않지만 혹시 모를 화상 사고를 대비해 본진 보조가 계속 뜸을 쳐다보고 있어야 합니다. 불을 어떻게 붙이는지에 따라 뜸이 타는 속도가 다르기 때문에, 무릎이나 허리와 같은 부위에 여러 개의 뜸을 동시에 얹었을 경우 서로 다른 속도에 맞추어 뜸을 제거해야 합니다. 보통 한번 뜸 처방이 나오면 같은 자리에 3번 뜸을 뜨게 됩니다. 만약 척추를 따라서 6개 위치에 뜸을 놓는다면, 총 18개의 뜸을 사용해야 하는 것이지요. 이동식 베드의 높이가 낮기 때문에 쪼그려 앉은 채로 뜸을 교체해야 하므로 생각보다 고된 노동이랍니다.

부항은 또 다릅니다. 부항은 피부 위에 음압을 거는 도구입니다. 어렸을 때 입에 컵을 대고 쭉 빨아들여서 입 주위에 동그란 자국이 났던 경험이 있나요? 바로 그게 부항의 원리입니다. 건식 부항은 그냥 피부에 음압을 걸지만, 습식 부항은 피부에 사혈기로 국소 출혈을 10군데 정도 냅니다. 사혈기로 직접 환자분의 피부를 찔러야 하기 때문에 아프면 어떡하나 걱정도 되고, 또 혈액이 부항 컵 밖으로 새지 않도록 부항 컵을 처리하는 것 또한 신경 쓸 일이지요. 이런 일을 하다 보면 환자분과 대화를 하고 싶어도 손이 바빠서 말 한마디 건네기 어렵습니다.

단지 근골격계 질환만을 보는 것은 아닙니다. 사실 저 또한 막연히 '어르신들이니까 허리나 무릎 통증을 호소하는 경우가 대부분이겠지.'라고 생각했습니다. 그런데 의외로 아주 다양한 증상을 만날 수 있었습니다. 한번은 제가 본진 보조를 볼 때였습니다. 전 어떤 증상인지 모르는 채로 침이 꽂힌 부위 주변에 뜸을 떠 드리고 있었습니다. 그런데 침이 꽂힌 위치가 기묘했습니다. 앞가슴 부위에 동그랗게 침이 꽂혀 있었기 때문이지요. 뜸 또한 그 주위를 감싸듯 둘러서 있는 모습이었습니다.

그날 저녁 진료 케이스를 공유하는 컨퍼런스 시간에 듣게 된 사실인데, 그 환자분은 대상포진 후유증으로 가슴 부위에 심한 통증이 있었습니다. 때문에 그 주변의 혈액순환을 활성화시키기 위해 침과 뜸을 동그랗게 뜬 것이었습니다.

이것 말고도 '이상하게 왼쪽 발등만 차갑다', '몸 반쪽이 저리다'고 호소하는 환자분들도 있었습니다. 저로선 '도대체 이걸 어떻게 치료해야 할까?'라고 생각할 수밖에 없는 증상들이었지요. 그런 분들의 차트가 본진 선생님들에게 도착하면 선생님들 또한 고개를 갸웃하다가 결국 지도 한의사분께 도움을 요청하고는 했습니다.

한약으로 극적인 치료 효과를 본 경우도 있었습니다. 우리 동아리에서 챙겨 가는 약 중 보중익기탕이라는 유명한 한약이 있습니다. 보약 개념으로 쓰이는 약이지요. 방문하신 환자분 중 목소리가 작고 말하기를 어려워하는 '소기나언少氣懶言' 증상에 딱 들어맞는 분이 계셨는데, 이분에게 보중익기탕을 처방하자 고작 하루 만에 기운을 차리셔서 아주 다른 사람이 되셨답니다.

무엇을 느꼈나요?

의료봉사를 하면 많은 것을 느낄 수 있습니다. 실제 한의사가 되어 진료를 보는 상황을 체험할 수 있기 때문입니다. 아주 단순하게는 '환자가 많으면 힘들겠구나.'라는 생각이 듭니다. 이것은 체력적, 감정적인 요소를 모두 포함합니다. 진료할 때는 환자가 호소하는 증상을 귀 기울여 듣고, 환자에게 침이나 뜸을 놓으며 같이 시간을 보내는 동안 대화를 나누려 노력해야 합니다. 문제는 환자가 너무나 많아서 표정이 저절로 굳는다는 것입니다. 응급실의 의료진이 일반 병원의 의료진만큼 친절하지 못한 이유를 이때 알 수 있었습니다. 몸이 힘드니 마음도 여유가 없고 에너지가 부족해지는 것이지요. 이런 일을 매일매일 반복해야 하는 만큼, 진료하기 위해 체력을 갖추고 에너지를 적절히 분배할 필요가 있다는 점을 깨달았습니다. 의학 전공을 선택하려는 분들은 체력 관리에 힘써야 합니다. 6년간의 학교생활이 문제가 아니라, 그 이후 진료를 보며 살아가는 한의사의 삶에서도 체력은 중요합니다.

한편 의료봉사는 한의학 공부에 재미를 붙이는 계기가 되기도 합니다. 저학년일 때는 '이게 치료가 되는구나?' 하는 생각에 신기하기도 하지요. 물리치료를 한 것도 아닌데 고작 침과 뜸, 부항 시술만으로 훨씬 좋아졌다고 후기를 들려준 환자가 아주 많습니다. 자신이 종사하는 일에서 보람을 느끼기 위해서는 그 일이 실제로 의미가 있는 일이라는 것을 느낄 필요가 있습니다. 한의학으로 치료가 잘된다는 것은, 한의원을 평소에 다니던 사람이 아니라면 학생 신분으로 있는 6년 동안 느끼기 어려울 수 있습니다. 의료봉사가 바로 그 경험을 시켜 주는 것이지요.

특히 환자 케이스를 공유하는 컨퍼런스에 참여하면 더 열심히 공부해야겠다는 생각이 저절로 듭니다. 의료봉사는 지도 한의사의 감독하에 이루어지기 때문에, 본진을 보는 학생들이 맡은 환자들의 케이스를 지도 한의사에게 보고함과 동시에 다른 본진 선생님들과 토의하는 컨퍼런스 시간이 반드시 필요합니다. 이때 진료를 담당한 사람이 미처 고려하지 못한 사항도 알게 됩니다. 예를 들어 근골격계 통증을 겪는 환자에게는 환자의 호소만 듣고 치료를 진행할 것이 아니라 직접 환자의 가동 범위를 확인하는 검사가 필요합니다. 침을 놓을 때 목표로 하는 조직을 충분히

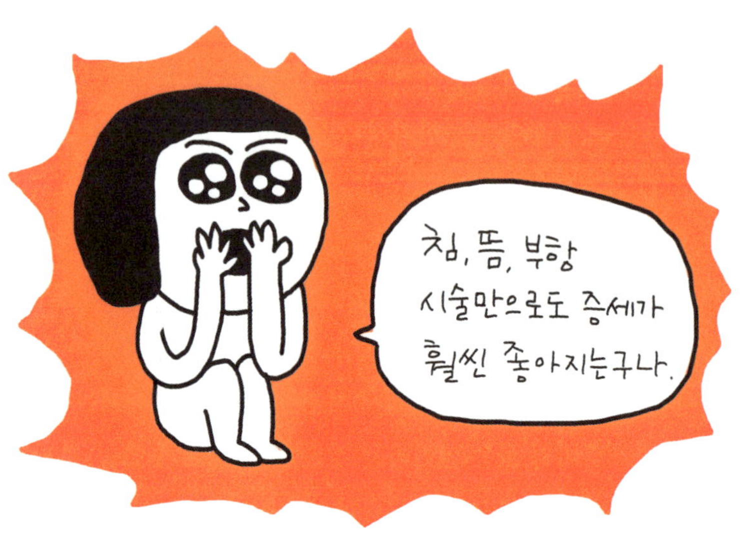

침, 뜸, 부항
시술만으로도 증세가
훨씬 좋아지는구나.

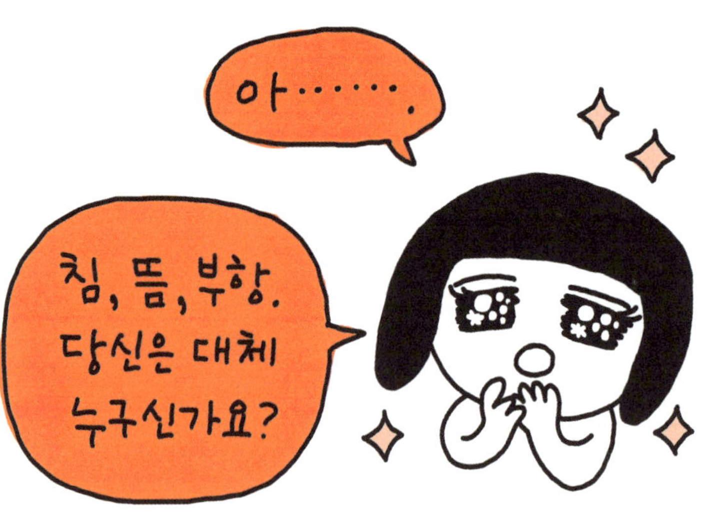

아…….
침, 뜸, 부항.
당신은 대체
누구신가요?

자극하기 위해서는 적절한 깊이로 자침해야 한다는 사실을 지적받기도 합니다. 이론으로 배웠음에도 실제 진료 시 떠올리지 못하는 경우가 많습니다. 그러니 이론으로도 알지 못했다면 매우 곤란하겠지요. 그런 불상사가 생기지 않도록 열심히 해야겠다고 결심하게 됩니다.

의료봉사는 한의과대학을 다니고 있는 학생의 입장에서 내가 배우는 지식이 실제 현장에서 어떻게 적용되는지 직접 확인해 볼 수 있는 귀중한 기회입니다. 물론 교육과정 6년을 마치고 한의사 면허를 가지고 진료를 시작하면 의료지식은 실천될 것입니다. 그러나 한의학을 배우는 과정에서 그것이 어떻게 실천되는지 알고 배우는 것과 임상 현장에 대한 이해 없이 지식만을 머리에 넣는 것은 다릅니다. 당연히 전자의 경우에 더 의미 있는 학업이 이루어지겠지요. 저 또한 의료봉사를 다녀온 뒤로 한의학을 더 진지한 태도로 공부하게 되었습니다. 한의과대학에 입학하게 된다면 꼭 한 번은 의료봉사를 다녀오는 것을 추천합니다.

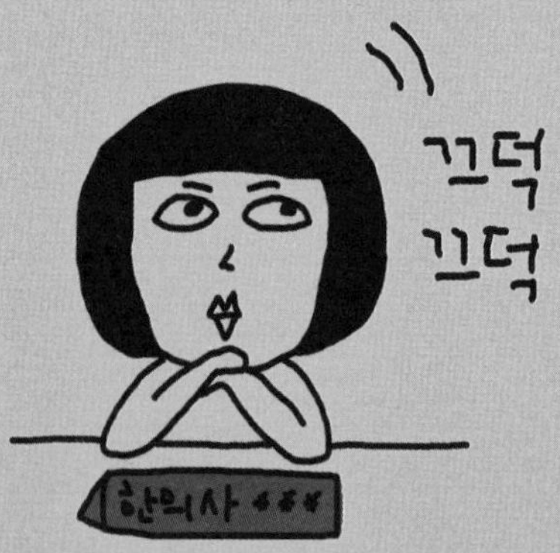
끄덕
끄덕
한의사 ◀◀◀

$$\boxed{3부}$$

한의대를 나오면

한의과대학은 졸업 후 진로가 비교적 명확하고 균질적인 편입니다. 한의과대학을 졸업하면 국가고시를 보고 한의사 면허증을 받습니다. 임상을 할 수 있는, 즉 환자를 치료할 수 있는 자격이 주어지는 것이죠. 3부에서는 한의대를 나오면 어떤 진로가 있는지를 소개하고, 한의사가 된다는 것이 어떤 의미인지 이야기하려고 합니다.

（1）

한의사가 되려면

김병수

한의과대학 학생은 6년간 한의학을 공부한 후 본과 4학년 겨울에 국가고시에 응시하게 됩니다. 통상 1월경에 '한국보건의료인국가시험원(국시원)'에서 주관하는 한의사 면허시험을 치르며, 이 시험에 합격해야 비로소 한의사가 될 수 있습니다. 즉, 한의과대학을 졸업했다고 해서 자동으로 한의사가 되는 것이 아닙니다. 의사 면허와 마찬가지로 반드시 국가시험을 통과해야만 자격이 부여된다는 점에서 한의사 국가고시는 매우 중요합니다.

이 시험의 응시 자격은 대한민국 내 한의과대학을 졸업한 사람에게만 주어집니다. 중국, 미국, 유럽 등 해외에서 중의학 또는 관련 학위를 취득했더라도 국내에서 한의사 국가고시를 볼 수 있는 자격은 주어지지 않습니다. 그러니까 중국에서 중의사 면허를 취득했다고 하더라도 대한민국 내에서는 한의사로 활동할 수 없습니다.

자, 그렇다면 한의사가 된 후에는 어떤 일을 하게 될까요?

한의대에 입학하면 기초한의학, 해부학, 진단학, 본초학, 방제학, 침구학, 내과학 등 다양한 과목을 배우면서 점차 구체적인 미래를 그리게 됩니다. 하지만 진정한 현실은 학교에서 배운 이론을 바탕으로 삶의 무게를 지닌 환자들과 마주하는 순간부터 비로소 시작된다고 할 수 있습니다.

현장에서 마주치는 환자의 고통과 복잡한 증상은 때때로 이론만으로는 감당하기 어렵게 느껴집니다. 그제야 이론과 현실 사이의 간극을 체감하게 되지요. 실제로 선배 한의사들이 후배들을 위해 학교에 찾아와 특강을 할 때면, "학생 시절부터 좀 더 현장 중심적인 공부를 해 두라"고 조언하는 경우가 많습니다. 그들 또한 현장에 나와서 이론과 임상 사이의 괴리를 직접 체험했기 때문일 것입니다.

한의사의 첫 번째 역할: 진료

한의사의 가장 기본적인 역할은 진료입니다. 많은 분이 한의사를 '침을 놓고, 한약을 짓는 사람'이라고 생각합니다. 물론 맞는 말입니다. 그러나 그보다 앞서야 할 일은, 환자의 상황을 잘 '듣는 일'

입니다. 환자의 말, 표정, 몸짓, 기운을 천천히 살펴보고 읽어 내는 것이 중요합니다. 병의 근본을 이해하고 환자의 삶을 존중하며 치료 방향을 정해 가는 과정이야말로 한의사의 가장 본질적인 역할이라 할 수 있습니다.

환자가 호소하는 증상은 하나일 수 있지만 그 원인은 실로 다양합니다. 예를 들어 같은 두통이라도 스트레스로 인한 경우, 소화불량에서 비롯된 경우, 혹은 기후, 수면, 체질적 요인 등 원인에 따라 접근 방식이 완전히 달라집니다. 어떤 경우에는 목 주변의 근육에 침을 1~2방 놓는 것만으로도 수년간 지속되던 두통이 사라지기도 합니다. 이처럼 한의사는 다양성과 개별성을 '전체적Holistic으로 고려'하여 '사람 중심의 의학'을 실천하는 의료인입니다.

진료 현장의 두 갈래: 한의원과 한방병원

갓 면허를 취득한 초보 한의사들은 보통 졸업 후 바로 진료 현장으로 나가게 됩니다. 여기에는 크게 두 가지 경로가 있습니다. 하나는 지역 한의원(로컬)에서 진료를 시작하는 경우이고, 다른 하나는 한방병원에서 수련의 과정을 밟으며 전문과정으로 진입하는 경우입니다.

지역 한의원: 부원장(봉직의) 또는 개원의

지역 한의원에서 일하게 되는 경우 처음에는 다른 한의사가 운영하는 한의원에 들어가 부원장(봉직의)으로서 진료 경험을 쌓습니다. 이 시기에는 단순히 침을 놓고 약을 짓는 것 이상의 경험을 하게 됩니다. 진료 스킬, 환자와의 소통, 한의원 시스템, 경영 마인드 등 다양한 능력을 동시에 키워야 하기 때문입니다.

요즘은 한의원도 점점 전문화되고 세분화되는 추세입니다. 소아, 피부, 다이어트, 통증, 여성 질환 등 특정 분야를 중심으로 진료를 하는 곳이 늘고 있습니다. 이에 따라 초보 한의사들도 해당 분야에 대한 전문성을 갖추기 위해 많은 노력을 합니다. 보통은 2~5년 정도의 임상 경험을 쌓은 후 자신의 진료 철학과 스타일이 생길 즈음에 개원을 고민하게 됩니다.

한 가지 자주 받는 질문은 "부원장으로 일하면 수입이 괜찮나요?"라는 것입니다. 물론 개업의나 전문의보다는 소득이 적을 수 있지만, 일반 대기업의 신입사원에 비하면 상당히 높고 안정적인 수입을 기대할 수 있습니다. 그러니 초보 시절의 경제적 고민은 어느 정도 안심하셔도 됩니다.

한방병원: 수련의(인턴·레지던트), 진료 교수

또 다른 경로는 한방병원에서 수련을 하는 것입니다. 대부분의 한방병원은 현대의학 시스템을 함께 도입하고 있어 엑스레이

X-ray, 엠알아이MRI 등의 진단 장비와 입원실 운영 시스템 등을 체계적으로 배울 수 있는 환경을 갖추고 있습니다. 수련을 통해 진입할 수 있는 전문과는 총 8개 분과로 나뉩니다. 한방내과, 한방부인과, 한방소아과, 한방신경정신과, 침구과, 한방안이비인후피부과, 한방재활의학과, 사상체질과 등이 있습니다.

이 과정을 통해 해당 분야의 전문성을 갖추면, 이후에는 한방병원의 진료 교수로 일할 수 있는 길이 열립니다. 한방병원에서 진료하는 일는 지역 한의원보다 팀 기반의 협업이 필요합니다. 또, 정형화된 진료 매뉴얼, 입원 치료 등의 경험을 할 수 있다 보니 보다 체계적인 환경을 선호하시는 분들께 적합합니다.

교육과 연구 분야로의 진출

한의사의 길은 진료에만 국한되지 않습니다. 한의학의 과학화와 세계화를 위한 연구와 교육 분야에서도 활발한 활동이 이루어지고 있습니다.

저처럼 대학에서 기초한의학 교수가 되는 길을 선택한 경우는 한의대를 졸업한 뒤 석사와 박사 과정을 거쳐 학문적 훈련을 받게 됩니다. 이후에는 한의학의 이론과 과학적 기반을 학생들에게 가르치는 동시에, 본초학, 방제학, 해부학, 생리학, 진단학 등 다양한 분야에서 현대적 연구를 수행하게 됩니다. 이 과정에서 한의학을 현대의 언어로 재해석하고 정리하는 작업도 함께 이루어집니다.

　이러한 학문적 연구를 뒷받침하는 기관들도 존재합니다. 대표적으로 한국한의학연구원KIOM은 1994년 설립된 정부 산하 국가 출연 연구기관으로, 한약의 효능 및 안전성 검증, 한의 의료기기 개발, 표준화 연구, 디지털 의서 구축, 글로벌 협력 사업 등을 폭넓게 수행하고 있습니다. 대한민국 한의학의 미래를 설계하고 국제적인 교류를 선도하는 매우 중요한 기관입니다.

　또한 한약진흥재단은 한약 자원의 품질 향상과 산업화를 위한 연구개발을 하는 곳입니다. 한약재의 유통 관리와 관련 제도 개선 등 한약재와 관련한 다양한 활동을 활발히 펼치고 있습니다. 이처럼 다양한 연구기관에서 한의학 발전을 위해 연구자로 일하는 것도 충분히 보람과 의미가 있는 선택입니다. 임상보다는 학문과 정책, 산업에 기여하고자 하는 이들에겐 좋은 선택지가 될 수 있습니다.

기타 진로 사례

한의사가 진출할 수 있는 분야는 생각보다 넓습니다. 최근에는 스포츠 한의학도 주목받고 있습니다. 운동선수의 회복과 체력 관리에 침, 뜸, 약침 등의 치료가 효과적이라는 연구들이 축적되면서, 이제는 스포츠 현장에서도 한의사의 필요성이 커지고 있습니다.

또한 미용, 피부 치료, 비만 관리, 만성 질환 조절을 위한 재활 치료 분야에서도 한의학은 점차 성장하고 있습니다. 외형적 개선과 함께 삶의 질을 향상시키는 한의학의 잠재력이 더욱 주목받고 있습니다.

흥미로운 사례로, 한의과 졸업생이 화장품 제조사인 아모레퍼시픽 공채에 합격해 입사한 경우가 있습니다. 일반적인 진료 대신 한의학적 지식과 면허를 활용해 화장품을 비롯한 미용 제품 개발과 연구 업무를 수행하고 있지요. 이처럼 한의사들이 기업 내 연구자로서 활약하는 사례도 점차 늘어나고 있습니다.

（2）

한의사가 된다는 건

김병수

"한의사가 된다는 건 결국 사람을 이해하는 일이다."

이는 제가 한의사를 바라보는 평소의 관점입니다. 의학적 지식과 기술은 분명히 중요하지만, 그 위에 쌓이는 진짜 실력은 사람을 관찰하고, 환자의 마음에 공감하며, 삶의 균형을 회복시켜주는 힘에서 비롯된다고 믿습니다. 병을 고치는 것에서 그치는 것이 아니라 누군가의 일상에 바람직한 변화를 가져오는 일, 그게 바로 한의사의 역할 아닐까요? 그 과정에서 환자만 변화시키는 것이 아니라 한의사인 자신도 변화합니다.

한의원에 심심해서 오는 사람은 없습니다. 일상에 지장을 주는 사소한 불편부터 삶 자체를 위협하는 끔찍한 고통까지, 한의

원에 방문하는 사람들은 다양한 고통을 겪고 있습니다. 태생적
으로 건강한 사람이라도 언젠간 늙기 마련이고, 죽는 날까지 하
루도 아프지 않고 살 수 있는 사람은 없습니다. 이는 인간의 실
존적 고통이기도 하지요. 한의사는 이 고통 앞에서 언제나 겸허
하고 고통 받는 사람에 대한 연민과 긍휼을 잃지 않아야 합니다.
너무 도덕 선생님 같은 말일 수도 있지만, 전문직의 안정성 못지
않게 전문직에 요구되는 윤리 또한 매우 중요하다는 걸 강조하
고 싶습니다.

한의학을 공부하면서 가장 매력적으로 느꼈던 점은, 내 삶의
기준과 방향성을 내면과 외면 모두에서 정립해 나갈 수 있는 철
학적 기반이 한의학에 존재한다는 사실입니다. 한의학은 사람의
몸과 마음 전체에 대한 통합적 이해를 바탕으로 출발하다 보니
자신이 원하는 삶의 방향을 추구하는 것과 돈을 버는 일을 조화
롭게 누릴 수 있습니다. 사람이 왜 아픈지를 근본적인 차원으로
까지 내려가 진지하게 탐구하다 보면 세상에는 쉬운 것이 없다
는 깨달음이 옵니다. 그러다 보면 몸과 마음을 지탱하기 위해 삶
의 기준 또한 항상 유연하게 유지하며 균형을 잘 잡아야 한다는
생각이 드는 거죠.

물론 한의학은 아직 현대적인 체계가 완전히 정리되지 않았
고, 해외 선진 사례를 그대로 가져오기도 어렵기에 연구에 어려
움이 따르기도 합니다. 그러나 오히려 그런 이유로 더 도전적이

고 창조적인 영역이 열려 있는 학문이 바로 한의학입니다. 한의학의 첨단은 다른 나라가 아닌 우리 대한민국에서 꽃피울 수 있으니까요.

한의학의 우수한 치료 성과와 잠재력에 대해 여전히 알려지지 않은 부분이 많습니다. 이 글이 누군가에게는 한의학이라는 세계에 발을 들여놓는 작은 문이 되기를, 한의학의 세계가 생각보다 훨씬 넓고 깊다는 사실을 알아 가는 출발점이 되기를 바랍니다.

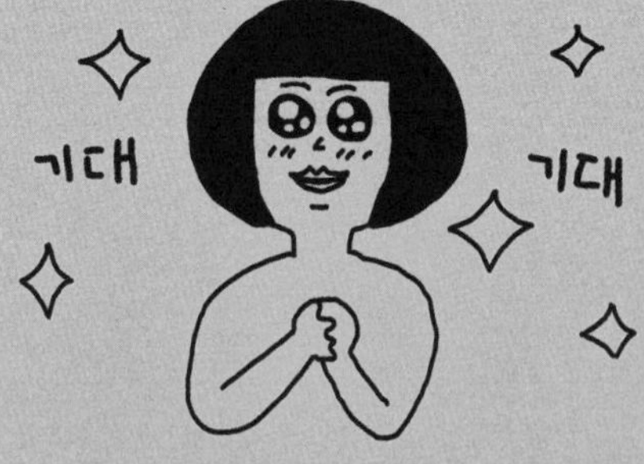
기대 기대

4부

한의학의 미래는

한의학은 수천 년 전부터 지금까지 이어 온 인류 경험과 지혜가 집약된 학문입니다. 동시에 현대과학과 첨단기술을 바탕으로 더 발전할 가능성이 큰 학문이기도 하지요. 오래되었지만 여전히 유용하며, 앞으로 더욱 각광받을 수 있다는 점에서 미래적인 학문입니다. 현대인은 단순히 병을 고치는 걸 넘어서 삶의 균형과 조화, 예방 중심의 건강관리를 중시합니다. 4부에서는 이런 흐름 속에서 한의학과 이를 기반으로 한 한의 진료가 지닌 경쟁력에 대해 이야기해 보고자 합니다.

(**1**)

한의학에서도 첨단 의료기기를 사용해요

홍순상

2022년 12월, 대법원은 초음파 진단기기를 진단에 활용해 의료법을 위반한 혐의(2016도21314 의료법위반)로 기소된 모 한의사에 대해 유죄라고 판단한 원심 판단을 뒤집고, 해당 사건을 무죄 취지로 파기환송했습니다. 판결문 내용은 다음과 같습니다.

① 한의사의 초음파 진단기기의 사용을 금지하는 취지의 규정이 존재하지 않고,

② 현대 과학기술 발전의 산물인 초음파 진단기기의 특성과 그 사용에 필요한 지식과 기술 수준을 감안하면, 한의사가 진단의 보조수단으로 이를 사용하는 것이 의료행위에

통상적으로 수반되는 수준을 넘어서는 보건위생상의 위
해가 생길 우려가 있는 경우에 해당한다고 단정하기 어
려우며,

③ 전체 의료행위의 경위·목적·태양에 비추어 한의사가 초음
파 진단기기를 사용하는 것이 한의학적 의료행위의 원리
에 입각하여 이를 적용 또는 응용하는 행위와 무관한 것임
이 명백히 증명되었다고 보기 어렵다고 보아,

한의사가 이 사건 초음파 진단기기를 한의학적 진단의 보
조수단으로 사용한 행위는 구 의료법 제27조 제1항 본문
의 한의사의 면허된 것 이외의 의료행위(무면허 의료행
위)에 해당하지 않는다고 판단하고, 이와 달리 종전의 판
단기준에 따라 피고인을 유죄로 판단한 원심판결을 파기·
환송하였음

즉 한의사의 초음파 기기를 활용한 진단이 무면허 의료행위
에 해당하지 않는다고 판단한 것이죠. 물론 한의사가 모든 현대
의료기기를 사용할 수 있게 허용하는 취지는 아니지만, 특정한
조건하에서는 진단의 보조수단으로 사용해도 의료법 위반이 아
니라고 판단한 것입니다. 적어도 진단 영역에 있어서는 한의학
과 현대의학이 더 이상 완전히 분리된 의료 체계에 각기 존재하

는 것이 아니라는 점을 시사한다고 볼 수 있습니다.

대법원은 이 판결의 여러 근거 중 하나로, 국내 한의과대학에서 '진단학', '영상의학' 등을 전공필수 과목으로 지정하고, 매년 그 교육 정도가 심화되는 등 의료행위의 전문성 제고를 위한 교육이 지속적으로 강화되었다는 점을 제시했습니다. 한의대에서 현대의학 관련 교육이 특정 의료기기를 사용할 수 있을 만큼 충분히 이루어지고 있다는 점을 고려한 것입니다. 이 판결로 인해 한의학적 치료 방식와 현대의학적 진단기기의 실제적 결합이 더욱 활발하게 일어날 것으로 기대됩니다. 나아가 양대 의학의 이론적 통합으로 이어져 의학의 전체적인 발전에도 기여할 것으로 기대를 모으고 있습니다.

과거에는 많은 사람이 한의학을 현대의학과는 동떨어진, 원전의 이론적 지식과 소수의 케이스 리포트만을 기반으로 진단하고 치료하는 옛 의학 분야로 생각하는 경향이 강했습니다. 그러나 한의사를 양성하는 현대 한의과대학의 교육과정을 자세히 들여다본다면, 체계적인 교육과정에 기반해 다수의 양방 과목을 체계적으로 배우며 관련 지식을 습득하고 있다는 것을 금방 알 수 있습니다. 이는 생리/병리와 같은 이론 과목뿐만 아니라 실습 및 임상 과목에도 포괄적으로 해당합니다.

대전대학교 한의과대학의 한의예과 과정만 살펴보아도, 이후에 사용될 의학 용어를 배우는 예과 1학년의 기초의학입문 과목부터 시작해 예과 2학년의 해부학, 양방생리학, 조직학 등의 전공필수 과목을 깊이 있게 배우고 있습니다. 특히 해부학 및 해부학실습의 경우 집중이수제 대상 과목으로, 다른 과목 개강 전인 방학 기간에 미리 학습을 시작합니다. 이로써 학생들이 많이 어려워하는 과목을 조금 더 집중적으로 학습할 수 있는 기회를 제공하고 있지요.

사실 저는 처음에는 이렇게 두 영역을 동시에 다루는 교육과정이 혼란스럽기도 했습니다. 한의대에 입학하기 전까지 저에게 한의학과 양의학은 명확히 구분되는 서로 다른 의료 체계였기에, 이러한 교육 방식의 실질적 효용에 대한 의심이 있었거든요. 특히 의료계에서 두 영역 간 이권 다툼이 빈번한 현실 속에서, 한의학과 양의학을 배우는 학생들이 서로의 학문에 열린 자세를 갖기가 어려워 보였습니다.

그러나 각 과목의 세부 내용을 직접 배워 나가며 서로가 연결되는 부분에 대해 조금씩 깨닫게 된다면, 이론적 기반과 방법론에 일부 차이가 있을지라도 통합적으로 바라보고 극복할 수 있겠다는 생각으로 이어졌습니다. 환자의 질병을 다스리고 삶의 질을 높여 좋은 삶을 영위하도록 돕는 것이 현대 의료의 주목적란 사실을 떠올리면 그러한 생각은 더욱 분명해졌습니다.

다른 학문과 마찬가지로 의학 또한 다양한 문화권에서 나름의 체계성을 갖고 발전해 왔습니다. 환자 치료 및 수명 연장이라는 의학의 기본 목적은 같지만, 이를 달성하는 단계적 수단이 다를 뿐이지요. 이는 의학이 다른 여러 사회 분야와 밀접한 관련을 맺으며 발생하는 가치관 차이의 문제와도 결부됩니다. 현대의학과 한의학은 과학, 경제, 문화 등 여러 분야의 영향을 받으며 각자 나름대로의 발전 과정을 거쳐 왔기에 겉보기에는 전혀 다른 체계처럼 보일 수 있습니다. 하지만 둘 다 오랜 역사의 검증을 거쳐 21세기까지 그 명맥을 유지하고 있다는 점에서 그 체계성과 효용성이 입증되었다고 말할 수 있습니다.

과거에는 양대 의학이 교류가 거의 없이 분리된 체계에서 발전했습니다. 하지만 오늘날의 한의학과 동양의학은 앞으로 발전해 나가야 할 여정에 있어 서양의학에 기반한 현대의학과 궤를 달리할 수 없습니다. 의학을 포함한 모든 이론체계는 과학적 검증 절차를 피해 갈 수 없습니다. 한의학 또한 사회와 의료 소비자들의 요구에 따라 과학적 방식으로 그 근거를 산출하고 검증받아야 합니다. 이를 위해 외부의 요구에 적극적으로 대응하며 논문 등 다양한 검증 방식을 활용해야 합니다. 열린 자세로 비판을 받아들이고 학계의 관점을 통일시키는 등 내부적인 정립도 필요합니다. 변화에 기민하게 대응하지 못한다면 의료시장 및 학계에서 한의학의 입지는 좁아질 것이 자명하지요.

다시 교육 이야기로 돌아와, 국내 한의대에서는 과거와 달리 여러 이론 및 임상 양방의학 과목을 교육하며 통합적인 인재를 양성하고 있습니다. 하지만 여기서 배우는 양방의학 과목 교육의 한계점 또한 명확합니다. 6년 동안 한방과 양방 과목을 모두 배우다 보니 의과대학에서 가르치는 동일 과목에 비해 교육 시수가 적고 배움의 깊이 또한 차이가 많이 납니다. 이론 기초에 해당하는 양방생리학/양방병리학은 각각 두 학기, 일주일에 각 2시간씩 배우는 것이 전부이고, 이러한 시간적 제약에 묶여 많은 내용을 배우지 못하고 넘어가는 것이 현장의 현실입니다. 이는 실제 교육현장의 상황을 제대로 알지 못하는 탁상공론식의 교육과정 개편 및 통합의 결과이기도 합니다. 한의학의 정체성을 유지하면서도 피할 수 없는 시대 변화에 현명하게 대응하며 발전해 나갈 방안이 한의학계에서 연구되고 있습니다. 이는 앞으로 한의계의 길을 걸어 나갈 우리가 정리해 나가야 할 주요 쟁점이 될 것입니다.

제가 학교에 다니며 알게 된 사실 중 하나는 입학하기 전부터 한의학에 큰 흥미를 가지고 한의대에 입학한 학생이 그다지 많지 않다는 것입니다. 물론 인체를 바라보는 전인적 관점, 자연통합적 의학 등에 대한 관심으로 이 분야에 매력을 느껴 입학하는 학생도 있지만, 어떤 학생들은 '전문직의 면허'가 주는 안정성을 보고 입학을 결정하기도 합니다. 이 글을 쓰는 저 역시 후자였습니다. 저 또한 한의학 자체에 대해 큰 관심을 가지고 입학을 결정한 사람은 아니었습니다.

입학 후 한의학에 대해 조금씩 배워 가면서도 이 분야에 대해 여전히 풀리지 않는 의문점이 있었습니다. 무엇보다 한의학의 적용 범위 및 확장성에 관한 의문이 가장 컸습니다. 예전의 저는 아플 때 양방병원을 놔두고 굳이 한의원이나 한방병원을 찾는 사람이 아니었습니다. 침과 뜸, 한약 등 한방 치료법에 대해서도 그닥 신뢰하지 않았습니다. 오히려 한의학의 학문적 발전 방향이 과학 및 양방의학과 동떨어져 있다는 고정관념이 있었지요. 직종의 전망을 보아도, 고도로 발달한 양방 중심의 의료구조하에서 한방치료가 효과적으로 적용될 수 있는 분야는 근골격계 질환이나 일부 재활 분야로 제한될 것이라고 생각했습니다.

한의학은 양방의학과 학문적 간극이 있어 왔고, 20세기까지 인적·물적 자원도 부족한 현실이었습니다. 우리나라뿐만 아니라 중국이나 일본도 유사한 문제를 겪어 왔지요. 하지만 중국과 일본은 근대화 과정에서 각기 다른 방식으로 이 문제에 접근해 각자의 의료 체계를 정립했고, 우리나라도 수많은 논의를 거쳐 양방/한방으로 이원화된 지금의 의료 체계를 갖추게 되었습니다. 그 과정에서 때로 양대 의료가 갈등을 빚기도 했고, 그런 현상들이 저를 비롯해 일반인이 한의학을 바라보는 시선에 영향을 미쳤을 것입니다.

저는 학교에 다니며 다양한 노력을 통해 앞에서 언급한 질문들의 답을 찾아 나갔고, 기존에 알지 못했던 한의학의 잠재력을 알게 되었습니다. 한의학은 다양한 분야로 진출하며 그 가능성을 점차 넓히고 있고, 미래 사회의 변화와 맞물려 좋은 기회를 창출할 수 있는 학문이라고 생각합니다.

한의학과 양의학의 상호 보완적 치료 체계는 이미 경쟁력 있는 응용 분야로 자리 잡고 있습니다. 이는 사회의 전반적인 수준이 높아지고 그에 따라 의료의 중심 목적이 변화하는 것과도 관련된 문제입니다. 이전까지 의학의 목적과 소비자의 요구는 질병의 치료 자체에 초점이 맞추어져 있었습니다. 생명 유지에 치명적인 일부 질병들에 대한 솔루션을 찾고, 그에 따른 수명 연장을 도모하는 것이 사람들이 병원을 찾는 수목직이었습니다. 특히 우리나라의 경우 6.25 전쟁 이후 의료보험제도를 비롯해 필수적인 의료서비스 제공에 초점을 두고 관련 체계가 발전해 오며 암 치료 등과 관련한 분야에서 지금과 같은 높은 수준의 의료 성과를 거둘 수 있게 되었습니다. 근대화와 산업화 이후 의료 수준은 여러 임상 연구를 바탕으로 매우 높은 수준으로 발전해 왔고, 이와 더불어 다른 여러 과학 기술 및 사회 제도의 변화의 결과로 인간의 평균 수명은 계속해서 증가해 왔습니다.

그러나 앞으로 의료의 목적은 이와는 약간 다른 방향으로 제시될 가능성이 높습니다. 점점 더 많은 사람의 건강에 대한 관심사가 복잡하게 분화되고 있으니까요. 이제 사람들은 단순히 오래 사는 것이 아닌, '건강하고 행복하게 오래 사는 것'을 원합니다. 질병 자체보다는 전반적인 삶의 질을 긍정적인 수준으로 유지하는 데 더 많은 관심을 보입니다. 암 환자의 5년 생존율도 물론 중요하지만, 이제는 암 환자의 인간다운 삶의 유지 또한 의학의 책임 영역 중 하나가 되었습니다.

양방과 한방의 상호 보완적인 발전은 이러한 의료 소비자의 요구 변화를 반영합니다. 실제 임상 현장에서는 양대 의학이 각자의 강점을 바탕으로 응용됩니다. 특히 만성 통증 관리, 면역 강화, 스트레스 해소 등 환자의 웰빙에 관한 분야들에서 양대 의료 체계가 융합했을 때 더욱 치료 효과가 증진된다는 점이 과학적으로 입증되고 있습니다.

거기에 더해, 표준화된 방식을 활용해 한의학 이론 및 한방 치료의 유효성을 검증하기도 합니다. 검증된 통계방식을 활용한 무작위 배정 임상시험RCT: Randomized Controlled Trial, 체계적 문헌고찰Systematic review 등이 그것입니다. 이는 비단 대한민국 한의계뿐만 아니라 전 세계적으로 동양의학에 접근하는 주된 흐름이 되어 가고 있습니다. 세계적으로 인정받는《Nature》,《Science》,《JAMA》등의 저널에 한의학 및 동양의학의 치료 성과가 꾸준히 게재되고 있고, 미국을 비롯한 몇몇 국가에서는 대체의학에 상당한 예산을 투자하고 있지요. 동양의학을 비롯한 대체의학의 근거 중심 체계를 확립하는 데 많은 노력이 이루어지고 있습니다.

지금의 한의대 교육과정에도 이러한 시대적 요구가 반영되고 있습니다. 과학적인 검증과 다른 의료 체계와의 소통 도구를 강조하는 등 변화를 수용하고 있지요. 교과서나 교수자의 관점에 갇혀 있던 지난날의 교육에서 벗어나 실제 사회가 요구하는 한의학의 역할과 방향을 모색함으로써 의료계 전반의 발전에 기여할 수 있는 교육이 점차 확대되고 있습니다. 물론 가장 중요한 것은 이를 수용하는 한의학도들의 몫임에 틀림없겠죠. 변화의 흐름 앞에서 한의학과 의학 전반의 발전에 어떻게 기여할 수 있을지 각자 자신의 역할을 고민해야 할 것입니다.

침이 정말 효과가 있나요?

강민서

한국한의약진흥원의 '2022년 한방의료이용실태조사'에 따르면 한방 의료를 이용한 사람의 94.3%가 침 치료를 받았다고 답변했습니다. 그만큼 한의학 하면 침을 가장 많이 떠올립니다. 그중 74.8%의 환자는 근골격계통 치료를 목적으로 침을 이용했습니다. 저는 아직 한의학에 대한 깊은 식견은 없습니다만, 저희 부모님도 침 치료 덕에 관절통과 근육통이 어느 정도 나으신 경험이 있습니다. 침은 근골격계 통증에 신속한 효과를 나타냅니다. 침의 만성 통증 완화 효과에 대해서는 세계보건기구WHO와 미국 국립보건원에서도 인정하고 있습니다.

　침의 활용 범위는 생각보다 넓습니다. 침의 기본적인 원리는 신경을 통해 자극을 전달하여 통증을 경감하거나 혈액순환을 촉진하고, 침습적인 자극으로써 면역을 활성화하여 기존의 상처 부위까지 치료하는 것입니다. 이러한 원리를 이용해 흔하게는 요통, 근육통, 안면신경마비부터 소화불량, 이명, 고혈압, 월경부조, 당뇨까지 수많은 내과적인 질환을 효과적으로 치료할 수 있고 그 효과를 입증하는 연구도 있습니다. 그럼에도 침이 광범위하게 활용되지 못하는 현실이 아쉽게 느껴집니다.

한방 정신과는 특히나 생소합니다. 한의대에 갓 입학했을 당시, 침으로 정신 질환을 치료할 수도 있다는 사실은 저로선 상상도 못한 일이었지요. 저는 어릴 때부터 물건을 잘 잃어버리고 무언가를 잘 까먹고 집중력이 잘 흐트러지며 금방 싫증내던 아이였습니다. 시험 기간만 되면 3분에 한 번씩 휴대폰을 들여다보고 잔뜩 산만해지는 저를 보면서 '내가 진짜 ADHD인가…?' 하고 걱정하곤 했습니다. 그러다 제가 잠깐 몸담았던 경락경혈학 교실의 교수님께 영향을 받아 교수님 지도하에 ADHD의 한의학적 치료를 주제로 리뷰 논문을 쓰게 되었습니다. 놀랍게도 ADHD의 증상을 개선하는 데 침의 효과를 볼 수 있었습니다.

ADHD는 주의력결핍-과잉행동장애라고도 부릅니다. 이름 그대로 주의력결핍과 과잉행동의 두 가지 양상으로 나타나는 질환입니다. 정확한 기전은 알려지지 않았지만 주의력을 담당하는 뇌 영역의 발달, 활성 감소의 문제와 더불어 도파민과 같은 신경

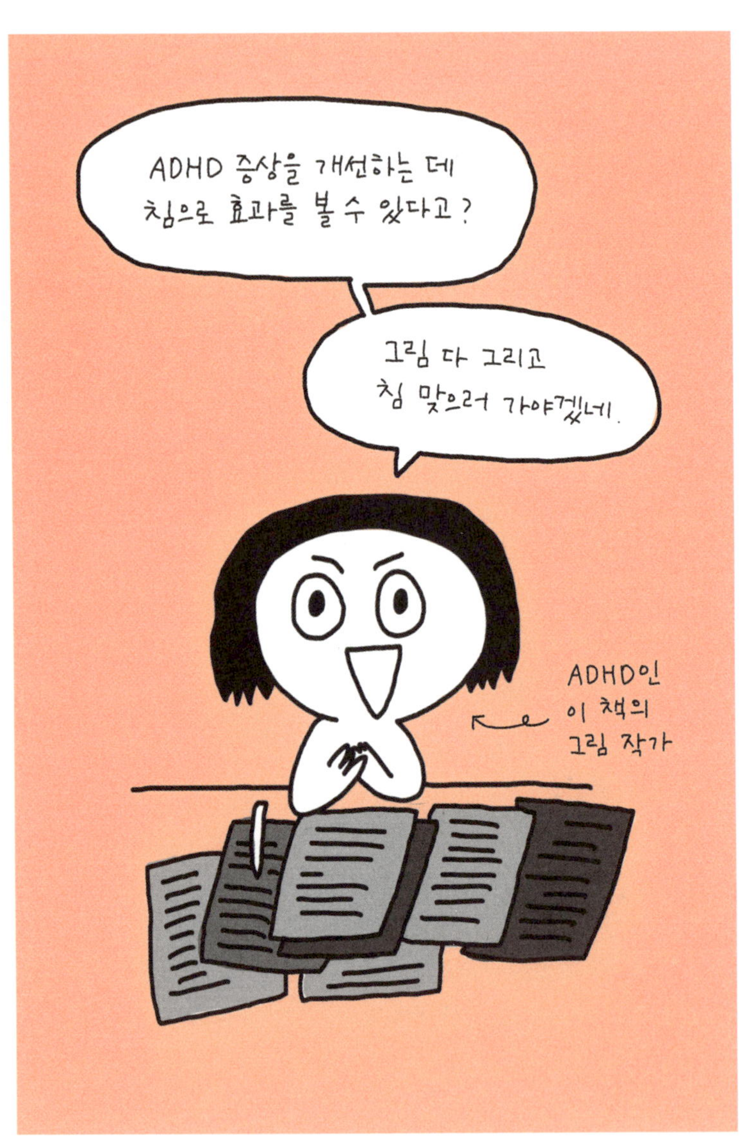

ADHD 증상을 개선하는 데 침으로 효과를 볼 수 있다고?
그림 다 그리고 침 맞으러 가야겠네.
ADHD인 이 책의 그림 작가

전달물질의 부족으로 인해 이러한 증상이 발생합니다. 따라서 ADHD는 행동치료와 같은 비약물적 치료와 더불어 메틸페니데이트Methylphenidate 등의 약물을 사용해 도파민 분비를 촉진합니다. 하지만 이러한 약물은 구토, 식욕감소, 간기능 및 신기능 부전 등의 심각한 부작용을 초래할 수 있습니다. 따라서 시간이 지남에 따라 약물치료보다는 심리치료나 보완, 대체의학의 이용이 증가해 왔습니다.[11] 그러한 상황에서 침으로 ADHD를 개선할 수 있다는 것은 무척 다행스러운 일이지요.

한의학에서 ADHD는 음과 양의 부조화, 두면부에 발생된 과다한 풍화風火 등으로 이해됩니다. 이때 정수리에 위치한 경혈인 백회百會에 침을 놓으면 열을 내리고(청열개규淸熱開竅) 양陽을 끌어올리며(승양선발升陽宣發) 정신이 깨게 하고 안정시키는(성뇌정지醒腦定志) 효과가 나타납니다. 연구에 따르면 도파민과 세로토닌 분비가 촉진된다고 합니다.[12] 백회 좌우 앞뒤에 위치한 사신총四神塚에 함께 침을 놓기도 하지요.[13] 양방에서는 알츠하이머

---

11   Nazarova VA, Sokolov AV, Chubarev VN, Tarasov VV, Schioth HB. Treatment of ADHD: Drugs, psychological therapies, devices, complementary and alternative methods as well as the trends in clinical trials. Front Pharmacol. 2022 Nov 17;13:1066988. doi: 10.3389/fphar.2022.1066988. PMID: 36467081; PMCID: PMC9713849.

12   Tas D, Acar HV. Does acupuncture have a positive effect on school success in children? J Tradit Chin Med. 2014 Aug;34(4):450-4. doi: 10.1016/s0254-6272(15)30045-5. PMID: 25185363.

13   Li S, Yu B, Lin Z, Jiang S, He J, Kang L, Li W, Chen X, Wang X. Randomized-controlled study of treating attention deficit hyperactivity disorder of preschool children with combined electro-acupuncture and behavior therapy. Complement Ther Med. 2010 Oct;18(5):175-83. doi: 10.1016/j.ctim.2010.08.002. Epub 2010 Aug 30. PMID: 21056840.

등의 질환에 두피전기자극 치료법이 사용되고 있습니다. 두피의 신경자극으로 뇌를 활성화해 치료한다는 점에서 침 치료와 기전이 비슷하다고 할 수 있겠네요.

ADHD의 치료에 쓰이는 경혈에는 백회뿐 아니라 발등의 태충太衝(엄지와 둘째 발가락 중족골 사이에 위치), 다리의 태계太谿혈(안쪽 복사뼈 뒤로 아킬레스건 안쪽에 위치), 족삼리足三里(다리의 무릎 아래 경골과 비골 사이에 위치. 무릎에서 3촌[14] 거리에 있음), 얼굴의 인당印堂(양 눈썹 사이 가운데 위치)과 같은 다양한 부위의 혈자리를 활용할 수 있으며, 이 혈자리들도 대체로 기와 음의 부족을 보충하고 과다한 양을 가라앉히며 양방적으로는 도파민 분비 작용을 합니다.

침은 매우 뛰어나고 신속한 효과를 보여 줍니다. ADHD와 알츠하이머 외에 다른 신경정신과 질환에도 침을 활용할 수 있으며, 소화계통, 호흡계통, 비뇨 생식계통, 피부병, 귀 질환 등 매우 다양한 질환에서 효과를 보입니다. 침의 뛰어난 효능이 더 널리 알려져서 근골격계 질환뿐 아니라 다른 질환에서도 한의학을 먼저 떠올릴 수 있다면 기쁠 것 같습니다.

---

14 1촌은 사람의 손 한 마디의 길이를 말한다. 사람마다 손마디가 다르지만 3촌은 대략 5~7cm 내외로 볼 수 있다.

한방과 양방은 접근 방식이 달라요

민다영

한의원은커녕 병원도 잘 가지 않는 제가 한의원에 처음 가 본 것은 한의대에 입학하기 1년 전으로, 무릎 통증 때문이었습니다. 달리기를 하다 삐끗한 무릎이 정형외과를 다녀도 영 낫지 않았습니다. 그래서 혹시나 하는 마음으로 동네 한의원을 방문했지요. 부상 자체는 사소했습니다. 그 무렵 저는 매일 2km 정도 짧게 조깅을 했는데, 이상하게 자꾸만 무릎이 아팠습니다. 이러한 만성적인 통증은 21살 때의 웨이트 트레이닝 경험으로부터 시작된 것으로 추정됩니다. 바벨 스쿼트를 배울 때 20kg짜리 빈 바를 지고 스쿼트를 하다가 오른쪽 무릎 안쪽을 삐끗한 적이 있었습니다. 일상생활에 지장이 가는 정도는 아니었기 때문에 찜질을 하고 말았습니다. 그런데 그 이후부터 하반신을 쓰는 운동을 하고 나면 그다음 날 거의 무조건 무릎 통증을 느끼기 시작했고, 정형외과를 자주 방문하게 되었지요.

그런데 무릎이 아파서 정형외과에 가면 제가 받는 치료는 늘 한결같았습니다. 물리치료에 진통소염제. 크게 다친 것이 아니기 때문에 그 이상 받을 수 있는 치료도 없었지만, 약국에서 일반의 약품을 구매해서 먹는 것과 별 차이가 없어 보였습니다. 약을 먹는다고 통증이 확연하게 줄지도 않았고, 염증 자체가 빨리 없어지는 것 같지도 않았습니다. 처방받은 약이 별 효과가 없는 것 같다고 주치의에게 말하면 진통소염제의 종류만 달라질 뿐 여전히 무릎 통증은 지속되었습니다. 시간이 지나 통증이 경감되어도 이게 내 몸의 자연적인 회복력으로 인해 나은 것은 아닌지 의문스러웠습니다. 게다가 지금 당장 무릎 통증이 사라진다고 해도 앞으로 계속 무릎을 다칠 예정이란 게 경험적으로 분명했습니다. 제가 다니는 정형외과를 통해서는 이 상황을 더는 개선시킬 수 없었습니다. '병원에 간다고 반드시 아픈 것이 해결되는 건 아니구나.' 하는 생각이 들었지요.

여러분은 몸을 치료한다는 것이 무엇을 의미한다고 생각하시나요? 증상을 없애는 것과 더 이상 아프지 않게 만드는 것 중에서 고른다면 어느 쪽이 치료에 가까울까요? 둘이 같은 말처럼 느껴질 수 있겠지만 그렇지 않습니다. 어떤 증상은 한번 없애도 다시 생깁니다. 앞서 언급한 무릎 통증만 있는 게 아니지요. 여성의 생리통은 어떤가요? 생리통이 느껴지는 당시에 진통제를 먹어도 다음 달이면 같은 상황이 반복됩니다.

서양에서 출발한 의학은 외과술을 기반으로 눈부신 발전을 이뤄 내고 있습니다. 지금의 외과술은 아주 다양한 신체 기형을 보완할 수 있고, 절단된 신체를 이어 붙일 수도 있으며, 체내에서 문제를 일으키는 악성 조직을 제거할 수도 있습니다. 100여 년 전과 비교하면 기적에 가까운 일입니다. 다만 우리는 이러한 의술이 전제하는 관점을 볼 수 있어야 합니다. 외과술은 '증상이 있으면 그 증상을 제거한다'는 생각에 근거합니다. 손가락이 잘렸으면 붙이면 됩니다. 몸에 있으면 안 될 조직이 있다면 제거하면 됩니다. 명쾌한 관점입니다.

문제는 이러한 관점으로 모든 케이스를 해결할 수는 없다는 점입니다. 무릎에 통증이 있으면 통증을 유발하는 염증을 제거할 수 있지만 자세에 문제가 있다면 무릎은 다시 아플 것입니다. 생리통으로 배가 아프면 진통제를 먹을 수 있지만 다음 달이면 배는 다시 아플 것입니다. 지금 제가 언급한 사례들은 증상 제거가 일시적인 대처일 뿐 치료가 되지 못하는 사례입니다.

한편 한의학에서는 똑같은 증상을 치료하더라도 그 증상이 발생한 맥락을 더 중요하게 봅니다. 무릎이 아픈 사람에게는 무릎과 이어진 근육, 골반, 척추의 전체적인 균형을 확인합니다. 무

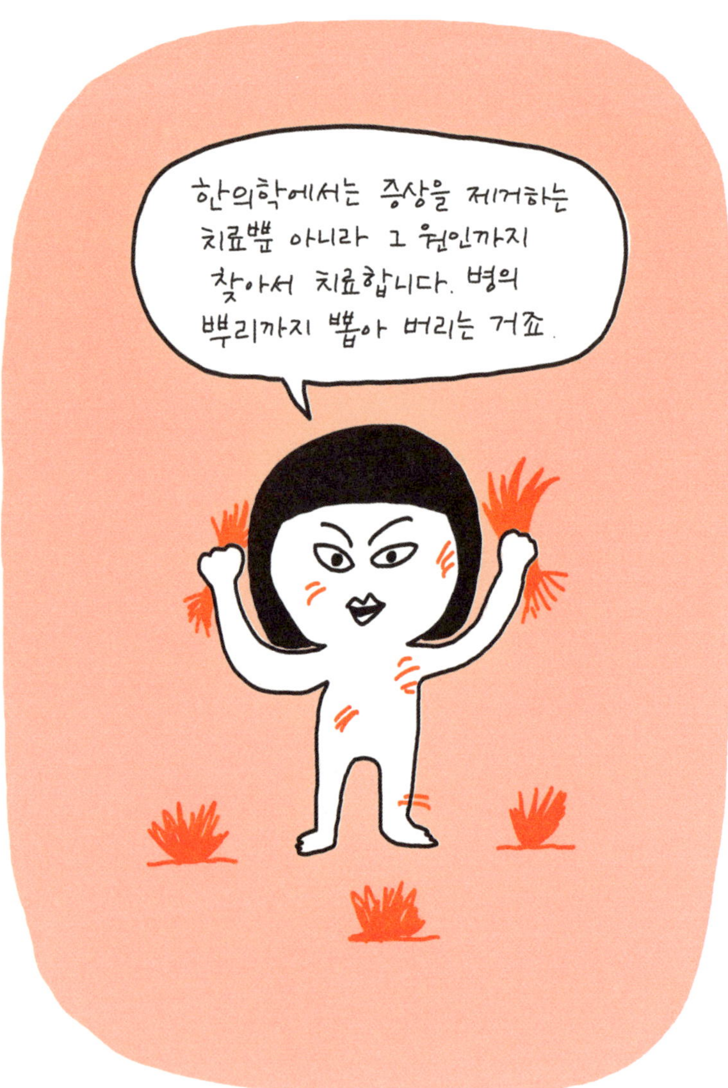

한의학에서는 증상을 제거하는
치료뿐 아니라 그 원인까지
찾아서 치료합니다. 병의
뿌리까지 뽑아 버리는 거죠.

룦과 연결된 부위의 균형이 먼저 갖춰져야만 더는 무릎이 아프
지 않을 환경을 조성할 수 있기 때문입니다. 생리통이 심한 사람
에게는 아랫배가 차가워서 생기는 통증인지 혹은 그 부위의 체
내 순환이 저하되어 생기는 통증인지 감별하여 문제가 되는 기
능을 촉진하는 처치를 합니다. 기능 의학적 관점이라고 설명할
수 있겠습니다. 이 점을 고려하면 한의학에서 같은 증상에 대해
서 서로 다른 치료를 한다는 사실을 당연히 납득할 수 있습니다.

현내의학과 한의학은 각자의 방식으로 질병을 이해하고 치
료합니다. 그리고 각자가 더 잘하는 영역이 분명히 존재합니다
이 차이를 인식하고, 환자의 상황에 따라 다른 접근이 필요하다
는 것을 존중할 때 의학은 더 좋은 방향으로 발전할 수 있을 것
입니다.

병보다는 사람이 중요해요

김병수

한의학은 오랜 세월 동안 자연과 인간의 관계를 탐구하며 발전해 왔습니다. 역사를 통해 살펴보면, 처음에는 병의 원인을 외부에서 찾다가 점점 내부로, 그리고 사람 자체의 본질적인 특성으로 관심을 옮기며 더욱 깊이 있는 이해로 발전했습니다. 간단히 말해 한의학의 발전사는 크게 '외감外感' → '내상內傷' → '체질體質'로 요약할 수 있습니다. 좀 더 쉽게 풀어 볼까요?

1단계. 외부의 적을 막아라! 외감병

고대 한의학은 주로 사기邪氣, 즉 '외부에서 몸으로 침입하는 나쁜 기운'에 어떻게 대처할지를 고민했습니다. 외감병은 외부의

사기에 의해 생기는 병을 말하지요. 이에 대해 연구한 대표적인 서적이 한의학 고전인 『상한론傷寒論』입니다. 한漢 나라 시대에 쓰인 이 책에서는 병을 일으키는 외부의 나쁜 기운이 몸에 침입하면 어떻게 대응해야 하는지 다룹니다. 마치 나라가 외적의 침입을 받았을 때 군대를 동원해 싸우듯이, 우리 몸도 바이러스나 세균 같은 외부 침입자들과 전쟁을 벌입니다. 이런 면에서 초기 한의학은 현대의 면역학과 비슷한 점이 많습니다. 예를 들어 고열이 나면 그 열을 밖으로 내보내거나 사기邪氣가 더 깊이 침투하지 못하도록 차단하는 방법을 사용했지요. '외부의 적으로부터 우리 몸을 지키는 법'을 중심으로 발전한 것입니다.

2단계. 내부 문제를 점검하자! 내상병

시간이 흘러 중국 송나라, 우리나라 고려 시대 때에는 세상이 더 복잡해지고 사람들이 모여 살면서 생활 습관이나 스트레스, 음식 문제 등으로 발생하는 내부적 질병들이 많아졌습니다. 이것을 내상병이라고 합니다. 이때부터 한의학은 단순히 외부의 침입뿐 아니라 몸 내부에서 생기는 문제를 해결하는 쪽으로 관심을 넓히기 시작했습니다.

스트레스나 과로로 인해 몸이 약해지면, 외부에서 사기가 침입하지 않더라도 스스로 병을 만들어 낼 수 있습니다. 이 시기부터는 몸의 내부 장기, 즉 장부를 보강하는 '보약'의 개념이 등장했습니다. 즉, 면역조절력 자체를 높여 외부와 내부에서 발생하는 다양한 질병을 막자는 것이었지요. 현대의 기능의학이나 영양학이 강조하는 생활 습관과 음식의 중요성도 이런 맥락과 유사하다고 볼 수 있습니다. 그리하여 두 번째 단계 한의학은 '우리 몸 내부의 균형을 유지하는 법'을 중점적으로 탐구하게 되었습니다.

3단계. 사람 자체를 이해하자! 체질의학

더 나아가 중국 명나라, 우리나라 조선 시대에 이르자 사람의 몸을 더 깊이 이해하려는 움직임이 나타났습니다. 단순히 외부나 내부의 문제가 아니라, 사람마다 다른 '체질'을 분석하고 그에 따라 맞춤형 치료를 하는 방법입니다. 같은 병에 걸려도 어떤 사람은 쉽게 낫고 어떤 사람은 오래 고생합니다. 그 이유는 체질이 달라서이지요. 이렇듯 다양한 체질에 따른 치료법을 연구하는 학문이 바로 체질의학입니다.

우리나라에서는 『동의보감』과 같은 책에서 인간의 생명현상을 근본적으로 이해하는 '정기신精氣神' 이론을 통해 병을 미리 예방하고 사람의 본질을 이해하려고 노력했습니다. 이후 사람을 유형별로 구분해 적합한 생활 습관과 음식, 치료법을 제시하는 '사상체질' 개념으로 발전시켰습니다. 병 자체보다 개인의 특성을 더 중요하게 여기는 방향으로 발전한 것입니다.

그리하여 오늘날 현대 한의학은 외부의 문제(외감병), 내부의 문제(내상병) 그리고 개인의 체질(체질의학)이라는 세 가지 요소를 함께 고려해 질병을 치료합니다. 코로나19 같은 바이러스의 침입(외감병)에도 대응하고, 만성 질환(내상병)을 관리하며, 난치성 질환이나 자가면역 질환의 경우 개인의 체질과 환경(체질의학)을 함께 보는 접근법이 중요하다고 강조합니다. 그래서 '병보다 사람 자체가 더 중요하다'고 말하는 것이죠.

구체적인 예를 들어 볼게요. 임상적으로 요통과 소화불량이 같이 오는 경우가 있습니다. 이때 요통의 증감이 소화불량의 증감과 동일한 패턴을 보인다면, 즉 요통이 심할 때 소화불량도 같이 심해지는 패턴이라면, 동시성의 원리에 의해 요통이나 소화불량 중 하나를 개선하면 나머지가 좋아질 확률이 매우 높습니다. 대부분의 한의사는 이 경우 요통을 치료하기 위해 소화기를 개선할 한방 소화제를 줍니다. 그러면 허리의 근육을 치료하지 않아도 소화 기능이 개선되면서 요통도 같이 소실되는 경우를 많이 봅니다.

지속적으로 요통에 시달리는 분이 몸을 따뜻하게 하고 변비를 개선해서 급격히 좋아지는 사례도 있습니다. 이런 경우 현대 과학으로 충분히 낫는 기전을 설명할 수는 있지만, 해당 환자가 정형외과를 가서 허리를 치료받을 때라면 환자가 추위를 탄다는 것 또는 변비가 있다는 것을 체크해 적용할 가능성은 매우 낮습니다. 따라서 만성적인 질환이 잘 개선되지 않는다면 몸을 전체적으로 바라보는 한의 진료를 받아 보는 것을 권합니다.

이처럼 질병을 발현시키는 근본적 원인을 알면 생각보다 수월하게 치료가 됩니다. 이를 위해서는 질병 자체에 대한 이해도 중요하지만, 환자의 전체적인 생명의 발현 또는 그 환자의 특이적 원인을 잘 살펴야 합니다. 예를 들어 이유를 알 수 없는 어지럼증을 호소하는 환자를 잘 문진해 보면 최근에 매우 큰 정신적 충격이 있었던 경우가 있습니다. 이를 인지시키고 관련 침을 놓으면 즉시 해결되는 경우가 많습니다. 그 정신적 충격을 해소하지 못하면 호전이 늦어질 수 있습니다. 심지어는 근본 원인을 모르고 어지럼증 약을 먹다가 소화불량에 걸려서 자꾸만 먹는 약물이 많아지고 시름시름 앓는 사람도 많습니다.

한의학은 무엇보다 사람의 몸과 마음을 온전히 이해하고자 하는 학문입니다. 병이 아니라 사람을 중심에 놓고 치료하는 것이 한의학의 핵심 철학입니다.

오래된 미래, 한의학

김병수

한의학과 현대의학을 이야기하기에 앞서, '의학'이라는 단어의 의미를 살펴보겠습니다. 네이버 사전에 따르면 의학은 "인체의 구조와 기능을 조사하여 인체의 보건, 질병이나 상해의 치료 및 예방에 관한 방법과 기술을 연구하는 학문으로, 기초 의학, 임상 의학, 사회 의학 등이 있다."라고 정의되어 있습니다. 한의학이든 현대의학이든 그 목적은 모두 인체의 구조와 기능을 잘 이해하여 사람을 건강하게 만드는 데 있습니다. 물론 각각의 발전 과정이 다르기에 세부적인 특성과 내용, 효율성에 차이가 있을 뿐, 궁극적인 목표는 개인의 건강 확보이며 질병을 치료하려는 노력은 같습니다.

『질병 해방』(부키, 2024)을 쓴 세계적인 장수 의학 권위자인

피터 아티아 박사는 현대의학을 의학 2.0으로 규정하며, 앞으로는 개인 맞춤의학과 정밀의학을 추구하는 의학 3.0이 필요하다고 주장합니다. 이 책에서 그는 의학 2.0이 노화를 충분히 관리하지 못해 불행하게 수명만 연장한다고 비판하며, 의학 3.0에서는 보다 적극적인 자기관리 개입을 통해 100세까지 활력 있게 사는 이상적 삶의 궤적을 제안합니다. 이를 위해 운동, 영양, 수면, 정서 건강 등을 강조합니다(pp.59~102). 과거의 의학이 질병을 빠르게 제거하는 것을 목표로 했다면, 최근에는 단순히 약 한 알로 해결될 수 없는 만성 질환에 대한 인식이 확산되고 있습니다. 따라서 의학의 관심도 질병 관리를 넘어 개인의 전반적 건강관리로 옮겨 가고 있습니다.

또한 기능 의학의 창시자인 제프리 블랜드는 『질병은 없다』(정말중요한, 2024)라는 책에서 "한 가지 약물이 차단하는 생물학적 대상이 신체의 다른 부분에서는 정상적인 기능을 하는 데 중요할 수 있다."라고 지적하며, 지속적인 항염증제나 궤양 치료제 복용이 새로운 부작용을 유발할 수 있다고 경고합니다. 대부분의 대증요법 약물은 일시적으로 증상을 완화시킬 뿐 만성 질환의 근본 원인을 해결하지 못한다고 말합니다(pp.61~128).

한의학의 가장 큰 장점은 인체를 전체적으로 바라본다는 것입니다. 따라서 국소적인 응급 상황보다는 만성 질환 치료와 예방에 더욱 적합하며, 개인 맞춤형 의료와 장기적 건강관리를 추구하는 의학 3.0과 잘 어울립니다. 다시 말해 만성 질환과 노화 예방, 전반적 건강관리에 효과적인 의학입니다.

현대의학이 급성 질환 치료에는 뛰어난 성과를 보이지만 만성 질환 치료에는 한계를 보인다는 것은 이미 여러 학자가 인정한 사실입니다. 이제는 고혈압을 단지 혈압약으로만 관리하는 단순한 접근에서 벗어나야 합니다. 고혈압의 근본 원인을 찾고 이를 제거하는 접근이 필요합니다. 혈압약은 고혈압의 원인을 해결하는 것이 아니라 결과만 조절하기 때문에 장기 복용 시 부작용의 위험이 있습니다.

이러한 상황에서 기존 의학의 한계를 극복하고 개인 맞춤형 의학을 지향하는 시도는 매우 가치가 있습니다. 이들은 인체에 무해한 식물영양소, 지중해식 식단, 운동 등을 통해 전반적인 건강관리를 강조합니다. 한의학은 장부의 물질적 관점과 경락의 기능적 관점을 결합해 인체를 전체적으로 관리합니다. 국소적인 증상을 치료하더라도 전체적인 상황을 먼저 파악하는 접근법을 사용합니다. 이를 통해 보다 효과적으로 질병을 예방하고 만성 질환을 관리할 수 있습니다.

앞으로 한의학은 환자 친화적인 개인 맞춤형 의학으로서 더욱 현대화될 것으로 기대됩니다. 단순한 질병 치료를 넘어 개인의 전반적인 삶의 질을 높이는 방향으로 나아가는 과정에서 한의학이 가진 전인적 접근법이 더욱 빛을 발할 것입니다.

교수님, 질문 있어요!

『본초강목』이나 『동의보감』 등의 고서가 현대 한의학의 관점에서 보아도 대부분 유용한가요?

유용합니다. 『본초강목』과 『동의보감』은 한의학의 중요한 고전으로, 현대 한의학에도 여전히 많은 영향을 미치고 있습니다. 다만 현대 한의학을 배울 때에는 원문을 그대로 답습하지 않고 현대적으로 해석해 정리한 교과서나 책을 통해 공부합니다. 오늘날에 유효한 내용만 습득하고 있습니다.

저의 개인적 견해를 말하면, 한의학 원서에서 언급한 환자의 질병 양상은 현재에도 대개 비슷합니다. 조선 시대에 감기에 걸리거나 소화불량을 호소하던 환자의 양상은 오늘날에 같은 질환을 가진 환자와 증상이 거의 똑같습니다. 찬 음식을 먹으면 배가 아픈 현상 또한 과거에도 똑같이 있었습니다. 지금은 찬 음식이 아이스크림이라는 정도의 차이일 뿐, 환자의 복통 양상은 동일하지요. 따라서 한의학 고서에서 나온 환자들의 증상에 대한 기록을 살펴보고 당시 의료인들이 어떻게 전체적으로 접근해서 치료했는지를 아는 것은 매우 중요합니다. 유사한 패턴의 질병들은 경험이 축적되면서 한약 처방이나 침법의 완성도도 높아집니다. 유효성이 높은 치료 자료는 지금도 잘 활용되고 있습니다.

한의학 고전 내용 중 현대의학의 기준에 부합되지 않는 이론은 소멸되고 있습니다. 당시 사람들이 잘못 알았거나 신비한 전설 같은 내용도 있지요. 당연히 이런 내용들은 오늘날에 와서 많이 소략해졌습니다. 다만 인체를 기氣의 흐름으로 논하는 경락학설은 임상적 유의성에 근거해 유지되고 있습니다. 유전자와 단백질 대사를 집중적으로 연구하는 현재의 생명과학적 접근으로는 아무래도 설명하기 어려운 범주이지요. 하지만 생체전자기장 연구가 더 깊이 이루어진다면 경락학설 또한 과학적인 접근이 가능할 거라고 봅니다.

양의학과 한의학이 통합될 가능성이 있나요?

현대의학(서양의학, 양의학)과 한의학(전통의학)의 통합 가능성은 오래전부터 논의되어 왔으며, 지금도 다양한 시도와 논쟁이 이어지고 있습니다. 하지만 사회적, 정치적으로 풀어야 할 여러 가지 쟁점이 존재하는 만큼 가까운 미래에 완전한 통합을 이루기는 쉽지 않아 보입니다.

그러나 결국 인체는 하나이므로 환자를 위한 최선의 의료는 현대의학적 방법과 한의학적 방법을 같이 고려하는 것이라 생각합니다. 현대의학은 진단 및 분석이 매우 뛰어나지만, 항생제, 해열제, 진통제만 지속적으로 준다고 불평하는 환자도 많습니다. 만성적인 질환에 대한 양약의 접근은 한의학적 관점으로 보면 협소할 수 있습니다. 시야를 넓게 볼 때 의외로 치료가 잘되는 경우도 많습니다.

당분간은 어렵겠지만, 현대의학은 보완대체의학CAM: Complementary and Alternative Medicine이란 표현으로 유효성이 있는 치료기법을 보충하고 있고, 한의학 또한 보다 정밀한 분석을 위해 지속적으로 현대의학의 지식수준을 습득할 것입니다. 보완대체의학은 서양 현대의학 이외의 다양한 전통·자연·심신 치료법을 말하며, 질병의 예방과 치유를 위한 전인적 접근을 강조합니다. 이는 한의학과 일맥상통하는 부분이 있지요. 따라서 시간이 걸리겠지만 추후 한의학과 양의학이 통합되는 방향으로 가는 것은 맞습니다.

전 세계에서 고유한 문화를 오랫동안 지속한 국가에는 모두 전통의학이 있습니다. 대표적으로 동아시아 전통의학(한의학, 중의학, 일본의학)과 인도 전통의학(아류르베다)이 가장 유명합니다. 이밖에 아프리카, 베트남 등 다양한 국가의 전통의학(또는 전통약초)이 존재합니다.

이런 전통의학 중 가장 큰 비중을 차지하는 것이 동아시아 전통의학TEAM: Traditional East Asia Medicine이며, 동아시아 전통의학에는 앞서 얘기 한대로 한의학, 중의학, 일본의학이 있습니다. 이들은 80% 이상 유사하고 20% 정도는 각 국가 고유의 특이성을 갖고 있습니다. 동아시아 전통의학의 큰 특징은 인체의 피부를 갈라 내부 장기를 적출하는 수술 등을 기피하고, 침구법과 한약법을 중심으로 환자를 치료한다는 것입니다.

제도적인 면을 살펴보면 다음과 같습니다.

중국은 중의사(중의학 의사), 서의사(양의학 의사), 중서결합의사(양한방 통합의사), 총 세 종류의 의사가 서로 협업하며 다양한 진료 활동을 합니다. 중국과 대만의 한의사는 엑스레이 등 현대의학 진단기기를 사용하기도 합니다. (아직 한국에서는 한의사들이 제도적인 이유로 부분적으로 사용하고 있습니다.) 일본의 경우 양의사가 한약을 사용하며, 침구사는 별도의 제도로 시행되고 있습니다. 즉 침은 침구사가 놓고 한약은 양의사가 활용하는 상황입니다.

우리나라는 양의사와 한의사, 이원화 체제로 시행되고 있습니다. 한국 고유의 한의학 영역 중 가장 유명한 것은 사상체질의학입니다. 앞서 짚어 보았듯 동아시아 전통의학은 '외감-내상-체질'의 흐름으로 발전해 왔습니다. 동아시아 전통의학은 어느 깊이에 다다르면 반드시 체질적 요소를 언급하게 됩니다. 사상체질의학은 네 가지 체질로 인체를 바라보며 의학 발전의 궁극적인 점을 지향하는 의학이라 할 수 있습니다.

또 다른 한국의 독창적인 전통의학으로는 오행을 침법에 활용하는 사암침법('사암'은 임진왜란 당시 유명한 승려인 사명당의 제자라는 설이 있음), 경혈자리에 정제된 한약액을 넣는 약침, 『동의보감』의 이론에 따라 얼굴 형태를 중심으로 환자의 상태를 파악하여 진료하는 형상의학 등이 있습니다.

한국의 한의학은 현대의학을 받아들이는 수준이 높아서 인체 해부 생리 등에 기반해 현대적인 침구법과 추나(전신 마사지 기법) 등을 발전시키고 있습니다. 한약에서도 우울증 같은 정신 질환 등 다양한 분야의 치료를 수준 높게 수행하고 있습니다. 전통적인 한약과 침구 추나만으로 현대의 질병을 치료해 왔기에 한의학의 이론과 임상 수준은 매우 높은 편입니다.

초음파 진단기기 외에 한의사가 다른 의학기기도 사용할 수 있나요?

현재 한의사는 초음파 진단기기뿐만 아니라 다양한 피부미용 의료기기를 사용할 수 있습니다. 대한한의사협회에 따르면 많은 한의사가 약침시술(매선요법), CO_2 레이저Eraser-Cell RF, 매화침 레이저, 의료용 레이저 조사기(레이저 침 시술기) 등 다양한 의료기기를 활용해 피부미용 시술을 하고 있습니다. 한의과대학에서도 이러한 시술법을 교육하고 있으며, 한의사들은 꾸준히 이러한 의료기기의 사용법과 관련 지식을 습득하고 있습니다.

2022년 12월 대법원 전원합의제로 한의사의 초음파 진단기기 사용이 합법 판결을 받았으며, 이후 뇌파계, 엑스레이 골밀도 측정기 등의 기기 사용도 합법으로 인정되었습니다. 이러한 판결들은 한의사의 의료기기 활용 범위를 넓히는 데 크게 기여했습니다. 따라서 현재 한의사는 초음파 진단기기뿐만 아니라 다양한 피부미용 의료기기를 합법적으로 사용할 수 있다고 볼 수 있습니다.

한의대 입학 후 한자 말고 반드시 해야 할 다른 공부가 있나요? 영어 공부는 안 해도 되나요?

한의대에 입학하면 필수적으로 공부해야 할 영역이 많습니다. 한자는 물론이고, 현대의학과의 연계성을 고려할 때 생물학, 해부학, 생리학, 병리학, 약리학 그리고 영어도 매우 중요합니다.

한의대에 입학하면 일반한문과 의학한문이란 과목을 배웁니다. 대부분의 신입생은 한문에 대한 기초 지식 없이 오기 때문에 강의 때 적절한 수준으로 한문 교육을 제공합니다. 따라서 사전에 공부할 필요는 없습니다.

대부분의 교과서가 한글화되어 있기 때문에 수업을 듣는 데는 큰 문제가 없다고 판단합니다. 다만 한의학뿐만 아니라 현대의학을 보다 깊이 알고자 한다면 결국 1차 텍스트인 원서를 봐야 합니다. 따라서 영어와 한자는 어느 정도 숙지하는 것이 좋겠습니다. 해외 저널SCI을 보려고 해도 대부분 언어가 영어이므로, 한의학도라고 해도 영어를 무시할 수 없다는 것이 저의 의견입니다.

한의사 면허는 한국에서만 통용되나요? 다른 나라에 있는 한의대에서 공부하면 국내 대학 한의사와 동등한 자격을 주나요?

한의사 면허는 대한민국에서만 통용됩니다. 해외를 나가는 경우 대부분 각국의 면허 제도를 별도로 취득해야 합니다. 대표적으로 미국은 각 주에서 미국 한의사 자격증이라고 알려진 침구사 자격증L.Ac: Licensed Acupuncturist을 부여합니다. 이 자격증은 한국의 한의사가 원할 경우 사전교육 없이 응시하여 합격하면 바로 자격증을 취득할 수 있습니다. 다만 미국의 각 주마다 면허 제도가 조금씩 다릅니다. 참고로 러시아에서는 국내 한의사 면허증을 가진 사람을 의사MD: Medical Doctor로 인정하고 있습니다.

반대로 다른 나라에서 전통의학을 공부한 사람이 국내에서 한의사 면허증을 취득할 수는 없습니다. 예시로 중국에서 중의사 면허증을 취득해도 국내에서 한의사국가고시를 볼 자격이 생기지는 않습니다. 다른 나라의 전통의학 의사는 국내에서 한의사로 의료행위를 할 수 없는 것이지요.

나도 한의대
가고 싶어요

초판 1쇄 발행 2025년 8월 7일

지은이 김병수, 강민서, 권민서
　　　　김문선, 민다영, 홍순상
그림 임지이

펴낸이 이민·유정미
편집 최미라
기획 김경민
디자인 사이에서

펴낸곳 이유출판
주소 34630 대전시 동구 대전천동로 514
전화 070-4200-1118
팩스 070-4170-4107
전자우편 iu14@iubooks.com
홈페이지 www.iubooks.com
페이스북 @iubooks11
인스타그램 @iubooks_14

ⓒ김병수·강민서·권민서·김문선·민다영·홍순상 2025

ISBN 979-11-89534-68-4 (43510)